Rauch

Darmreinigung

Dr. med. Erich Rauch

Die Darmreinigung nach Dr. med. F. X. Mayr

Wie Sie richtig entschlacken,
entgiften und entsäuern

42., neubearbeitete und erweiterte Auflage

Haug

Die Deutsche Bibliothek – CIP-Einheitsaufnahme
Ein Titeldatensatz für diese Publikation ist bei Der Deutschen Bibliothek erhältlich.

Postfach 300504, 70445 Stuttgart

www.haug-gesundheit.de

Lektorat: Dr. Elvira Weißmann-Orzlowski
Bearbeitung: Susanne Arnold
Zeichnungen: Otto Stefferl, Wien, Nuova Media, Vaihingen/Enz
Umschlagfoto: vorne Zefa, hinten Alto
Abbildungen: Otto Stefferl, Wien
Umschlaggestaltung: Cyclus • Visuelle Kommunikation, Stuttgart
Satz: IPa, 71665 Vaihingen/Enz
Druck und Verarbeitung: Westermann Druck, Zwickau

ISBN 3-8304-2058-7 4 5

Inhalt

Vorwort

Bei den Erkenntnissen des österreichischen Forscherarztes Dr. Franz Xaver Mayr (1875–1965) handelt es sich um alles andere als um eine dem modernen Durchschnittsgeschmack zusagende Richtung. Seine Lehre kommt der inneren Behäbigkeit, der Veräußerlichung und dem allgemein verbreiteten Konsumverhalten des Wohlstandsbürgers nicht entgegen. Sie verspricht auch kein müheloses Erreichen einer blendenden Gesundheit oder des „Idealgewichts“, sondern erfordert den festen Willen zur aktiven Mitarbeit an der Gesundung und den Verzicht auf beliebte schädliche Gewohnheiten.

Mit Fug und Recht kann man daher von der Mayr-Kur als „Charakterkur“ sprechen, denn das charakterfeste Mitwirken stellt eine unersetzliche Voraussetzung für einen hervorragenden Kurerfolg dar. Da aber eine solche Voraussetzung nicht gerade allzu häufig anzutreffen ist, darf es nicht wundern, wenn sich manche Mitmenschen von vornherein dieser Kur gegenüber ablehnend verhalten. Das gilt auch für diejenigen Ärzte, die, ausschließlich in anderer Denk- und Therapierichtung geschult, auch bis heute noch nur an die Wirksamkeit chemisch-pharmazeutischer Präparate zu glauben gewohnt sind. Dennoch nimmt die Aufgeschlossenheit für die Entdeckungen F.X. Mayrs unaufhaltsam weiter zu. Heute sind es längst Hunderttausende von Lesern und Hunderte von Ärzten in aller Welt (!), die sich mit der Mayr-Medizin vertraut gemacht haben und sie vielfach mit größtem Gewinn anzuwenden wissen.

Dieses Buch ist das **Standardwerk** für den Patienten zur Einführung und zur praktischen Durchführung der klassischen Mayr-Kur. Je besser Sie die hier dargestellten Zusammenhänge kennen lernen und je gründlicher Sie die Richtlinien der Kurdurchführung beachten, desto mehr Freude, Selbstvertrauen und vor allem therapeutischen Erfolg werden Sie erleben. Das Lesen wird vielleicht auch Ihnen ein „Aha-Erlebnis“ bescheren, wenn Sie auf die versteckten Folgen etlicher, bislang zu wenig beachteter Fehler in Ihrer Lebens- und Ernährungsweise aufmerksam werden. Sie werden erkennen, welche hilfreichen Möglichkeiten Ihnen im Rahmen der Mayr-Kur zur Verfügung stehen, um zu einer grundlegenden Erneuerung Ihrer körperlichen und seelischen Gesundheit zu gelangen.

Trotzdem reicht das Buch nicht aus, um die gesamte Dimension der Mayr-Medizin und des Lebens nach dem F.X. Mayr-Gedanken voll abzudecken. Daher folgten ihm aus dem Bedarf heraus ergänzende Bücher:

Die *Blut- und Säftereinigung* zur Darstellung weiterer praktisch anwendbarer natürlicher Heilbehandlungen und der heute immer mehr benötigten mildesten aller Kurformen im Sinne F.X. Mayrs, der Milden Ableitungskur.

Später folgte dann die *Milde Ableitungsdiät* mit Kochrezepten für leicht verdauliche Gerichte der drei Stufen der Milden Ableitungskur.

Aus neuen Erfahrungen entstand dann das Buch für „Fortgeschrittene“, *Die F.X. Mayr-Kur und danach gesünder leben.* Es ist das Fortsetzungs- und Ergänzungswerk der vorliegenden *Darmreinigung.* Es beinhaltet neue zusätzliche praktische Informationen und Hinweise zur Kur und vor allem zur Ernährungsweise danach, weil Letztere für das Anhalten des Kurerfolges und auch für weitere Verbesserungen nach Kurende Sorge tragen.

Aus einem anderen Bedürfnis heraus entstand die *Naturheilbehandlung der Infektions- und Erkältungskrankheiten.* Zahlreiche Erfolgs- und Dankschreiben aus aller Welt, vor allem von Müttern mit infektgeplagten Kindern, konnten damit unter Beweis stellen, wie schnell, überzeugend und nebenwirkungsfrei natürliche Heilmittel bei richtiger Anwendung wirken. Dies ist so wichtig, weil heute Grundgesundheit und Abwehrkräfte von Kindern und Erwachsenen durch Fehlernährung und leichtfertige Anwendung hochdosierter antibiotischer und anderer Pharmaka immer mehr beeinträchtigt werden. Auch hier geht es um echte Möglichkeiten der Gesundheitsverbesserung mit überzeugenden Erfolgen.

Schließlich zeigten die Erfahrungen aus der täglichen Arztpraxis, wie enorm der Bedarf vieler Patienten nach psychischen Hilfs- und Selbsthilfemethoden ist. Daraus entstanden die Bücher über *Autosuggestion*, über *spirituelle* Hilfsmöglichkeiten und als Zusammenfassung meiner gesamten Erfahrungen *Die sieben Heilwege für Seele und Körper.*
Während etliche der genannten Schriften Möglichkeiten darstellen, die der Leser selbst für seine Gesundung anwenden kann, gilt dies nicht für den königlichen Heilweg der Mayr-Medizin.

Die eingreifendste Heilweise, das Herzstück der Mayr-Therapie, die Darmreinigungs- oder Mayr-Kur also, bedarf ausnahmslos der Leitung eines eigens hierfür geschulten Arztes.
Der Mayr-Arzt muss sein Wissen um die Kur in mehreren Ärzte-Ausbildungskursen erworben und durch das Selbsterlebnis der Kur am eigenen Organismus, also an Körper und Seele, erfahren haben. Ohne diese Voraussetzung würde die Kur fehlerhaft und mit fraglichem Ergebnis erfolgen und der gute Ruf der Methode leicht in Misskredit gebracht werden. (Bezugsadresse der ausgebildeten Mayr-Ärzte siehe Seite 125.)

Der Altmeister selbst, bis zu seinem Tode im 90. Lebensjahr (1965) ungemein geistig frisch und rege, hat das vorliegende Buch schriftlich und mündlich geschätzt und anerkannt. Wie hätte er sich über die weite Verbreitung seiner Lehre gefreut, was durch die zunehmende Zahl fremdsprachiger Übersetzungen und die nunmehr 42. Auflage dieses Standardwerkes in deutscher Sprache zum Ausdruck kommt.

Mögen alle Leser und Leserinnen der 42. Auflage wertvolle Erkenntnisse gewinnen und den bewährten Weg der Gesundung nach F.X. Mayr mit denkbar bestmöglichem Erfolg beschreiten.

Medizinalrat Dr. med. *Erich Rauch*

Kurze Einführung

Bekanntlich liegt die Kraft des Baumes nicht in seinen Ästen oder Zweigen, sondern in seinen Wurzeln. Dementsprechend stammt auch die biologische Kraft des Menschen nicht aus seinen Armen oder Beinen, sondern aus seinem Wurzelorganismus, den Verdauungsorganen. Der große Arzt und Forscher Dr. F.X. Mayr (1875–1965) hat diese Organe als „Wurzelsystem des Menschen" bezeichnet. Es verarbeitet die aufgenommene Nahrung, entnimmt daraus mithilfe seiner wurzelartigen Zotten die lebenswichtigen Nährstoffe und beliefert damit den ganzen Organismus. Da es außerdem Abfall, Gift und „Müll" des Stoffwechsels ausscheidet, besitzt es für die gesamte Gesundheit des Menschen eine – im wahrsten Sinne des Wortes – grundlegende Bedeutung.

Es ist erstaunlich, wie wenig in der Heilkunde von heute diese Zusammenhänge beachtet und genutzt werden. Dies gilt auch für die Ernährungsweise in den Wohlstandsländern. Sie ist zu üppig, zu reichhaltig und zu schwer. Deshalb führt sie auch zwangsläufig früher oder später zu einer Überbelastung der Verdauungsorgane.

Kein Wunder!

Jeder zweite Bürger klagt über Verdauungsprobleme oder über andere Symptome, die, auch wenn er es nicht ahnt, mit einem überforderten und daher mangelhaft funktionierenden Verdauungssystem zusammenhängen.

Unzählige klagen heute über charakteristische Magen- oder Leber-, Gallen- oder Darmbeschwerden, über Störungen der Bauchspeicheldrüse oder Fermentmangel. Andere wieder über Müdigkeit nach dem Essen, Völlegefühl, aufgetriebenen Leib, Blähungen, Darmträgheit, Stuhlverstopfung, gärig-breiige Stühle, Hämorrhoiden oder andere teilweise undelikate Symptome, die man am liebsten so lange es nur geht verdrängt oder zumindest bagatellisiert. Jedoch zu Unrecht!

Es ist der historische Verdienst Dr. F.X. Mayrs nachgewiesen zu haben, dass alle diese Symptome nicht vernachlässigt werden dürfen, da sie keine isolierten, für sich allein bestehenden „Unarten" des Verdauungsapparates darstellen, sondern Warnzeichen sind, die auf „eingefahrene" Fehlleistungen im Wurzelsystem des Menschen hinweisen. Wie sich bei der Pflanze eine Erkrankung der Wurzeln auf alles, auf Zweige, Blätter, Blüten und Früchte auswirkt, so zieht auch jede anhaltende Fehlleistung des Verdauungsapparates, früher oder später, aber eines Tages unweigerlich, den ganzen Organismus in Mitleidenschaft. Alle möglichen Beeinträchtigungen können daraus entstehen, von chronischer Müdigkeit, Nervosität und Depression bis hin zu Risikofaktoren, Übersäuerung, Pilzbefall und den verschiedensten organischen Leiden, auf die in diesem Buch noch hingewiesen wird. Oft wird die Ursache fast überall im Körper gesucht, nur nicht im Schuld tragenden Wurzelsystem.

Wohl hat schon Hippokrates, der „Vater der Heilkunde", vor über zweieinhalb Jahrtausenden auf die gesundheitsentscheidende Rolle der Ernährungsweise und der Verdauung hingewiesen, und in den arabischen Ländern, deren Medizin vor einem Jahrtausend in der Alten Welt führend war, heißt es noch heute, dass „der Darm der Vater aller Trübsal" sei.

Auch große Naturärzte haben wiederholt betont: „Das Verdauungsleiden ist die Mutter aller Krankheiten".

Aber erst F.X. Mayr ist es gelungen, die engen Zusammenhänge zwischen Verdauung und Allgemeingesundheit mittels einer eigenen, von ihm entwickelten „Diagnostik der Gesundheit" sichtbar, tastbar, messbar und überprüfbar zu machen.

> Mit der „Diagnostik der Gesundheit" kann man die Festellung F.X. Mayrs bestätigen: Es ist der chronische Verdauungsschaden, der den Menschen krank, vorzeitig alt und hässlich macht.

Die „Darmreinigung nach Mayr" dient der Abhilfe. Sie ist eine natürliche Vorbeugungs- und Heilmethode, die in ihrem Kern vom ältesten Heilmittel der Menschheit ausgeht: Fasten und Diät. In ihrer für die Situation des modernen Menschen abgewandelten Form bietet sie mehrere Abstufungen, die vom strengen Heilfasten über die Milchdiät bis zu einer milden Schonkost (Milde Ableitungsdiät) führt. Der Arzt kann stets jene Kurform auswählen, die dem Zustand, den Bedürfnissen und den Möglichkeiten des jeweiligen Individuums gerecht wird. Damit wird die Durchführung einer solchen Darmreinigung und Regeneration an Leib und Seele ganz entscheidend erleichtert.

In der traditionellen chinesischen Medizin heißt es: „Der Bauch ist der Mittelpunkt des Lebens. Hundert Krankheiten haben dort ihre Wurzeln. Die Heilung bedarf stets der eigenen Mitarbeit." Dazu schrieb Demokrit schon 450 v. Chr.: „Gesundheit erflehen die Menschen von den Göttern. Dass es aber in ihrer Hand liegt, diese zu bewahren, daran denken sie nicht. Ihre Unmäßigkeit macht sie selbst zu Verrätern an ihrer eigenen Gesundheit."

Auch im uralten Weisheitsbuch I GING steht zu lesen: „Wenn Krankheiten nicht heilen, ist es leicht, die Schuld bei anderen zu suchen. Man

muss kraftvoll daran gehen, Ordnung zu schaffen und beginne beim eigenen Ich."
Wer je den Heilweg des Fastens oder der Diätformen nach F.X. Mayr eingeschlagen hat, versteht diese Zusammenhänge und gibt aus dem Eigenerleben und aus der Beobachtung seiner Umwelt auch jenen Erkenntnissen recht, die schon vor 5700 Jahren (!) in altägyptischen Papyrusrollen festgehalten wurden. Dort heißt es:

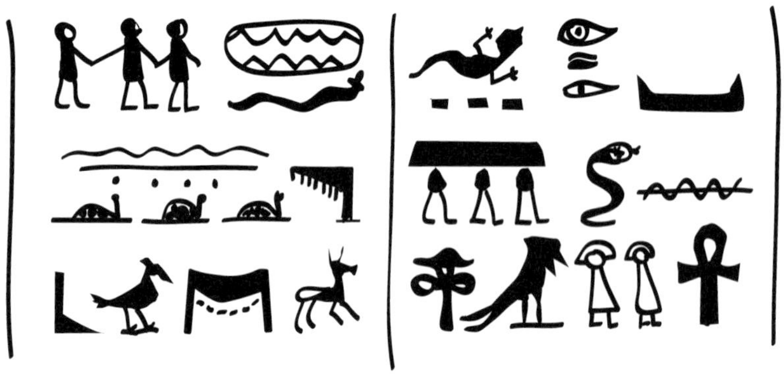

Abb. 1: Die meisten Menschen essen zu viel. Von einem Viertel dessen, was sie verzehren, leben sie, von den restlichen drei Vierteln leben die Ärzte.

„Es ist erfreulich, wie rasch die allermeisten Leser dieses Buches, auch wenn sie medizinisch keineswegs vorgebildet sind, die hier dargestellten biologischen Zusammenhänge verstehen und bejahen können. Schwieriger hat es hingegen der Arzt, der ja in ganz anderen und komplizierten Denk- und Vorstellungsmodellen trainiert ist. Meist findet er erst dann einen Zugang zu den einfachen, natürlichen Lehren F.X. Mayrs, wenn er selbst eine Darmreinigungskur durchführt. Gerade den Arzt erfasst dann ein großes Staunen, wenn er nun „Sensationen" am eigenen Leib erlebt, Reinigungsvorgänge und Reaktionen, von denen er in seinem Studium noch nie etwas gehört hat. Er registriert mit Verwunderung die beschriebenen, oft massiven Ausscheidungs- und Entschlackungsprozesse als unwiderlegbare Realitäten und gelangt schließlich in eine gesundheitliche Aufbauphase, in der er offen und gerne bekennt, dass die Darmreinigung wirklich grundlegend heilsam wirkt, und dies sowohl körperlich als auch seelisch."

So schrieb der großartige schwäbische Arzt Dr. Freimut Biedermann schon 1957:

„Seit gut 5 Jahren kenne ich F.X. Mayr aus seinen Schriften, aber ich bin ehrlich genug einzugestehen, dass ich seine Gedanken erst richtig verstand, als ich vor einiger Zeit ‚am eigenen Leib' eine Mayr-Kur machte.

Jetzt weiß ich, dass, wenn Mayr ‚Entschlackung' oder ‚Blutreinigung' sagt, dies keine Phrasen sind, sondern Tatsachen, die man mit der von ihm entdeckten ‚Diagnostik der Gesundheit', messen, lehren, lernen und damit überprüfen kann.

Früher konnte ich mich kaum eines Lächelns erwehren, wenn ich hörte, dass jemand eine ‚Frühjahrs-, Entschlackungs- oder Blutreinigungskur' machen wollte. Der allzu mechanische Vergleich mit dem Ausräumen eines verschlackten Ofens lag zwar nahe, schien mir aber doch arg zu hinken, zumindest sehr laienhaft ausgedrückt zu sein.

Seit meiner Mayr-Kur weiß ich aus dem Erleben als Arzt und Patient heraus, dass Mayrs Ansichten Realitäten sind, mit denen ich bisher kaum und nur ungern gerechnet hatte, weil mir die Rechnung zu viel Unbekanntes zu enthalten schien.

Die Entdeckungen F.X. Mayrs teilen das Schicksal vieler großer Erkenntnisse: sie klingen zu einfach. Aber um sie zu verstehen, erfordern sie nicht nur eine neue Betrachtungsweise, sondern sie verlangen ein vollkommenes Umdenken, ein Umkrempeln der Einstellung zu sich selbst und zum Stoffwechselgeschehen im Körper …!"

Auch der Grafiker, der dieses Buch mit Zeichnungen bereicherte, hat die Darmreinigungskur am eigenen Leib erlebt und ihre Wirkungen an

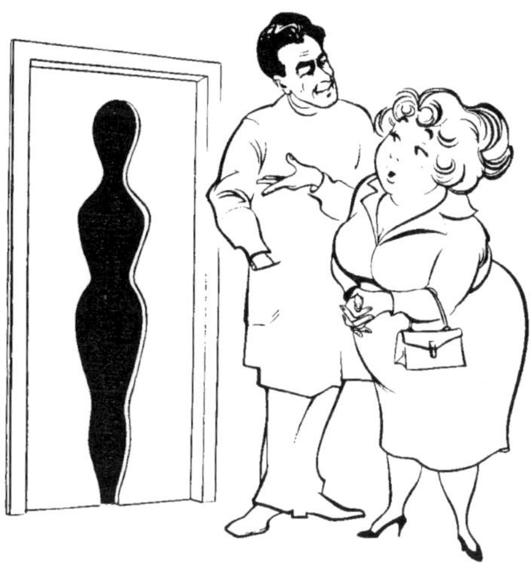

Abb 2a: „Ich mache Sie zu Beginn darauf aufmerksam, dass dies der einzige Ausgang aus unserem Gesundheitszentrum ist ...".

sich und anderen Personen beobachtet. Als Humorist empfiehlt er für besonders willensschwache Personen, die in Wirklichkeit tatsächlich nur selten anzutreffen sind (!), die folgende Hilfestellung:

Die erfreulichen Auswirkungen der Darmreinigung sind meist deutlich erkennbar, in zahlreichen Fällen sogar frappant. Das veränderte Aussehen ist an der nachfolgenden Darstellung ersichtlich. Diese ist ebenfalls humoristisch gemeint, besitzt aber einen durchaus realistischen Kern. Möge allen Lesern dieses Buches, ein solcher, im Grundsätzlichen entsprechender Erfolg beschieden sein!

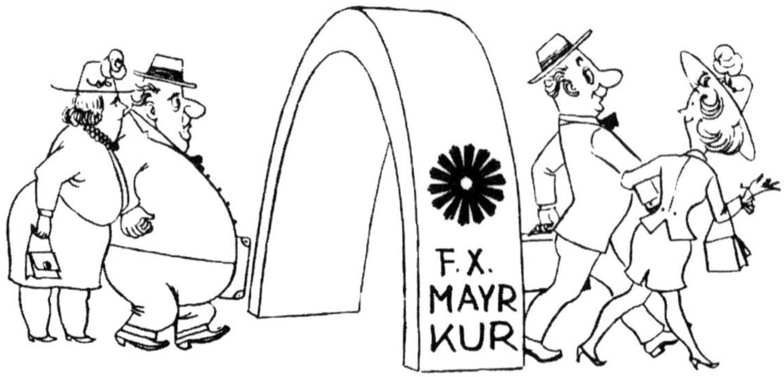

Abb. 2b: Vorher – nachher.

Gesundheit und Krankheit – einmal anders gesehen

Ihrer Zeit voraus: Boerhaave – Semmelweis – Mayr

Vor etwa 200 Jahren starb Boerhaave, der überragende Arzt seiner Zeit. Zu Lebzeiten hatte er den Zeitgenossen die Summe seiner ärztlichen Erfahrungen als Vermächtnis zum Wohle der gesunden und leidenden Menschheit in Aussicht gestellt. Nach seinem Tode kamen Wissenschaftler aus aller Welt herbei, um an der Versteigerung des versiegelt vorliegenden Werkes teilzunehmen. Wie mögen aber die Erschienenen, besonders jener reiche Engländer, dem es für eine hohe Summe zugeschlagen wurde, gestaunt haben, als sie die Blätter des dicken Buches unbeschrieben vorfanden und nur auf der letzten Seite die folgende Doppelzeile und sonst nichts entdeckten:

„Den Kopf halt kühl, die Füße warm,
Und pfropfe nicht zu voll den Darm!"

Ein Scherz? Keineswegs – vielmehr eine goldene Regel gesunder Lebensführung, allgemein verständlich und eben deshalb von den meisten missachtet.

Welchen Leidensweg ging nicht hundert Jahre später Philipp Ignaz Semmelweis von der Entdeckung der Ursache des Kindbettfiebers bis zu seinem tragischen Ende in einer psychiatrischen Klinik! Damals starb noch fast die Hälfte der in einer Wiener Frauenklinik entbindenden Mütter an der grauenvollen Kindbettseuche. Alles fieberhafte Suchen nach dem Grunde des Massensterbens blieb vergeblich. Bis Semmelweis der Verdacht kam, dass die Hände der Ärzte, die hier Leichen sezierten und dort werdende Mütter untersuchten, nicht genügend gereinigt waren, um zu verhindern, dass unbekannte Giftstoffe von den Toten auf die Lebenden übertragen wurden, was tausendfachen Tod von jungem, blühendem Leben zur Folge hatte.

> Es ist etwas Eigenes um die Wahrheit: je einfacher sie sich offenbart, umso leichter setzt man sich über sie hinweg.

Semmelweis wurde verlacht. Man hielt ihm entgegen, dass sich die Ärzte vor den Untersuchungen stets gewaschen hätten, ihre Hände daher rein gewesen seien und als Giftstoffüberträger überhaupt nicht in Betracht kämen. Wer solches behauptete, wäre ein Fantast, ein Narr. Aber Semmelweis bewies, dass eben diese Hände, die man für rein gehalten hatte, verschmutzt und verseucht waren. Er ließ sie nämlich auf besonders gründliche Art reinigen und bezwang damit die Seuche. So begründete Semmelweis eine neue Epoche der Hygiene, Chirurgie und Frauenheilkunde. Er wurde als „Retter der Mütter" und Revolutionär der Medizin gepriesen. Aber erst nach seinem Tode. Zu Lebzeiten wurde er zunächst verlacht und später bekämpft; seine Entdeckung war seiner Zeit zu modern, zu einfach und zu groß.

Der Österreicher Dr. F.X. Mayr wiederum, der im 20. Jahrhundert lebte, stellte die neuartige Behauptung auf, dass der Verdauungsapparat der meisten Menschen nicht mehr sauber sei und daher weder voll leistungsfähig noch gesund. Durch abgelagerte Rückstände oder Schlacken sei er mehr oder minder verschmutzt, oft entzündet und durch Verunreinigungen zu einer gefährlichen Giftquelle geworden. Diese untergrabe die Gesundheit und mache den Menschen früher krank, alt und hässlich.

Der Verdauungsapparat der meisten Menschen ist verschlackt, verschmutzt und oft entzündet.

Daher fordert Dr. Mayr im Interesse der Gesundung jedes nicht vollgesunden Menschen die gründliche Säuberung seines Verdauungsapparates. Darunter versteht er aber – ähnlich wie Semmelweis – etwas anderes als seine Zeitgenossen! Auch behauptet er, dass jene Verdauungsapparate, die man heute allgemein noch als rein und gesund zu bezeichnen pflegt, in der Mehrzahl bereits mehr oder weniger geschädigt und verschlackt seien.

Wie Mayr zu solchen Behauptungen kommen konnte, erklärt sich aus seinem Entwicklungsgang: Um die Jahrhundertwende behandelte er als Student der Medizin in einer Kuranstalt Darmkranke. Dabei stellte er sich die Frage, woran er das Ziel seiner Behandlung, nämlich die Gesundheit, erkennen könne. Da ihm weder verlässliche Kriterien der Gesundheit des Verdauungsapparates noch solche der Gesundheit des Menschen überhaupt bekannt waren, wandte er sich an den Chefarzt der Anstalt, später an medizinische Lehrbücher und an seine Lehrer auf der Universität mit den Fragen, auf die jedoch niemand eine Antwort wusste.

Diese Fragen waren F.X. Mayr wichtig:

- Aus welchen Merkmalen kann man sich ein Bild über den allgemeinen Gesundheitszustand eines Menschen machen?

- Wie groß, wie geformt, wie weich und sonst wie beschaffen ist der gesunde Bauch?
- Ist ein Mensch, der über einen alltäglichen, problemlos stattfindenden Stuhlgang verfügt, bereits sicher verdauungsgesund? Und:
- Wodurch lässt sich ein Verdauungsapparat erkennen, in dem die Speisen minderwertig verdaut werden, in dem sich abgelagerte Schlacken befinden, und in dem giftige Zersetzungen stattfinden, die die gesamte Gesundheit untergraben?

Die Klärung dieser Fragen wurde Mayr zur Lebensaufgabe: Er behandelte alle Patienten, gleichgültig ob sie nun wegen Kopf-, Hals-, Lungen-, Herz-, Magen- oder Unterleibsbeschwerden zu ihm gekommen waren, so, als ob sie verdauungskrank wären. Wie Semmelweis die Hände aller untersuchenden Ärzte, gleich, ob sie nun sauber erschienen oder nicht, stets peinlichst genau reinigen ließ, sorgte Mayr für gründlichste Säuberung der Verdauungsorgane aller Patienten, auch derer, die scheinbar völlig verdauungsgesund waren. Dabei kam er zu dem verblüffenden Ergebnis, dass auch die angeblich Verdauungsgesunden nicht völlig gesund, sondern oft schon erheblich verdauungsgeschädigt (und verschlackt!) waren und dass sich mit der Gesundung und Reinigung des Verdauungsapparates auch die meisten anderen Leiden, etwa der Lunge, des Herzens oder des Unterleibes, zurückbildeten oder gänzlich schwanden.

Schließlich fand Mayr nach jahrzehntelangem Forschen anhand einer einzigartigen Untersuchungs- und Behandlungsreihe mit Tausenden von Patienten jene Kriterien des gesunden Leibes, die er als **„Diagnostik der Gesundheit“** zusammenfasste.
Mit deren Hilfe lässt sich feststellen,

- wie weit der Gesundheitszustand eines Menschen von seiner Optimalform (Bestform) abweicht (dadurch werden bisher unbeachtete Organschäden, Krankheitsvorstadien und Krankheitsstadien objektiv feststellbar),
- ob sich nun der Gesundheitszustand objektiv verbessert oder verschlechtert hat,
- welche Faktoren nachweisbar die Gesundheit günstig oder ungünstig beeinflussen.

Da sich die Heilkunde bislang wohl intensiv mit Krankheiten befasst hat, aber kaum mit der Gesundheit und dem Gesunden, werden alljährlich Milliarden ausgegeben, um Kranke zu heilen oder sie von

Mayr begründet mit dieser Diagnostik die Lehre oder Wissenschaft vom gesunden Menschen, die sich neben der Erkennung vor allem auch die Erhaltung des bestmöglichen Gesundheitszustandes zum Ziele setzt.

bestimmten Symptomen zu befreien, andererseits aber wird wenig Ernsthaftes unternommen, um das Krankwerden von vornherein zu verhüten oder es auf den mit zunehmendem Alter unvermeidlichen Verbrauch der Lebenskräfte zu beschränken. Mangels einer Diagnostik der Gesundheit konnte manche Gefahr nicht erkannt und der Mensch nicht rechtzeitig davor bewahrt werden. Da Vorbeugen besser und wichtiger ist als Heilen, kommt den Forschungen Dr. Mayrs in Form einer Gesundheitsmedizin die Bedeutung einer Grundlage und Ergänzung der bisher als Krankheitsmedizin orientierten Heilkunde zu.

Gesundsein und Kranksein

Gesundsein und Kranksein eines Menschen wurzeln – abgesehen von Erbeinflüssen, Angriffen gefährlicher Krankheitserreger und gewaltsamen Einwirkungen – vor allem in dessen Lebens- und Ernährungsweise. Die grundlegende Gesundung, die Dr. Mayr zum Ziele setzt, lässt sich keineswegs passiv, etwa durch bloße Einverleibung von Heilmitteln, erkaufen. Sie entfaltet sich immer nur unter aktiver Mitarbeit des Heilungsbedürftigen, weil dieses Ziel ohne Bekämpfung schadenbringender Gewohnheiten niemals erreicht werden kann. Die Entscheidung fällt somit auf der sittlichen Ebene!
Daher kann dieser Weg von jenen, die, in Genusssucht verstrickt, die Kraft zur Maßhaltung nicht aufbringen, nicht beschritten werden; ebenso wenig auch von jenen, bei denen Mangel an Verständnis oder angebliche Besserwisserei der notwendigen Einsicht im Wege stehen.

Wie einst Boerhaave und Semmelweis sieht auch Mayr Gesundheit und Krankheit in neuer Sicht und ist damit, neue Wege weisend, seiner Zeit weit voraus.

Wann und wie die Krankheit beginnt

Krankheit ist ein Drama in 10 Akten:
- Die Akte 1–3 verlaufen völlig unbeachtet,
- die Akte 4–6 spielen sich in überfüllten Ärztewartezimmern,
- die Akte 7–9 im Krankenhaus und
- der 10. Akt auf dem Sterbebett ab.

Diese Feststellung kann jedermann aus eigener Beobachtung bestätigen. Erkrankt nämlich jemand eines Tages an einer sogenannten Zivilisationskrankheit (wie Rheumatismus, Angina pectoris, Magen-Darm-Geschwüren, Arterienverkalkung, hohem Blutdruck, Krebs und anderen Erkrankungen) oder nimmt er nur einige ihrer Symptome wahr (wie Sodbrennen, Heißhunger, Stuhlverstopfung, blutigen Stuhl, Nervosität, Müdigkeit, Schlaflosigkeit, Kopf-, Kreuz- oder Bauchschmerzen, Gewichtsabnahme und dergleichen mehr), so glaubt er selbstverständlich, dass nur eine bestimmte, unmittelbar vorausgehende Ursache (etwa eine Verkühlung, eine Überanstrengung, ein Diätfehler) allein daran Schuld trage. Da er sich bis dahin mehr oder minder beschwerdefrei fühlte und sich mit sorgloser Gelassenheit seiner Gesundheit rühmen konnte, übersieht er völlig, dass jene Ursache, der er alles Übel zuschreibt, bereits den aufgehenden Vorhang zum 4. oder 5. Akt darstellt, während die vorausgehenden Akte schon in der Zeit vorher – unbeachtet – über die Szene gegangen waren.

„Es ist schon später, als du denkst!" steht im Wartezimmer eines bayerischen Arztes – und das zu Recht.

Es ist eine unleugbare Tatsache, dass die meisten unserer Mitmenschen nicht mehr – im vollen Sinne des Wortes – gesund sind, sondern sich bestenfalls im Zustand einer durch Kompensationen und Korrekturen aufrechterhaltenen Scheingesundheit befinden.

Die „Diagnostik der Gesundheit" zeigt uns die einleitenden Stadien des Gesundheitsverfalles auf, sodass bereits hier im Bereiche des anscheinend Gesunden eine drohende Gefahr rechtzeitig erkannt, ihr Auftreten verhindert und eine Verbesserung eingeleitet werden kann.

Wann und wie kommen die ersten Schäden am menschlichen Organismus zustande?

Teils handelt es sich um ererbte Organschwächen, Dispositionen und Schäden, teils um eine schon in den ersten Lebensmonaten anerzogene

Überlastung des Verdauungsapparates, weil manche Mütter glauben, dass einzig viel essen groß und stark mache.

Aus diesem Glauben heraus überfüttern sie ihr Kind; selbst der vollsatt an ihrer Brust eingeschlafene Säugling wird geweckt und zum Weitertrinken genötigt – sei es „zu seinem eigenen Besten" oder weil es der „Stillplan" so gebietet. Damit wird jedoch das natürliche Sättigungsgefühl bereits beim Baby gestört. Verstärkt wird dies noch, wenn man in die Sauggummis der Milchflaschen zu große Löcher eingebohrt. Die Kinder können sich dann gegen den dicken Strahl einströmender Nahrung nicht wehren und müssen hastig größere Nahrungsmengen schlucken, anstatt kleine verdaubare Portionen ansaugen zu können.

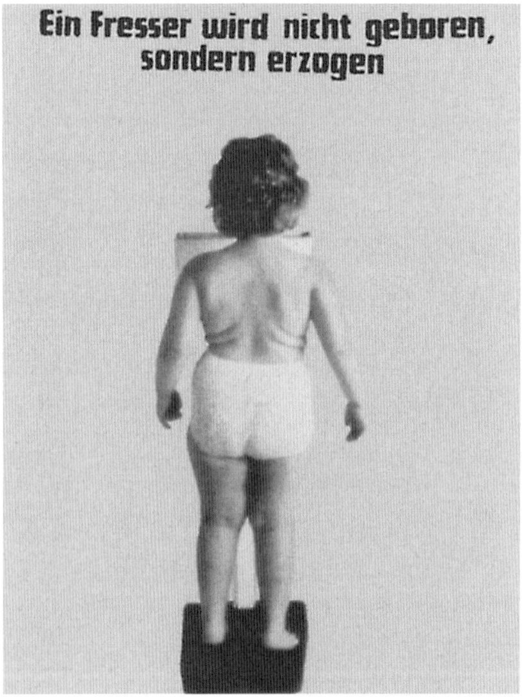

Diesen Müttern schließen sich dann noch die Großmütter an, häufig als „Experten der Kinderpflege". Mit den Worten „Ein Löffel für die Oma, ein Löffel für den Opa ..." wird der Kopf des Kindes, das einfach nicht mehr essen will und kann, unter sanfter Gewalt zurechtgedreht und die Fütterung erbarmungslos fortgesetzt. Das nächste Essen folgt, bevor noch der Magen mit dem vorausgegangenen fertig geworden ist. In der Zwischenzeit sorgen Naschereien dafür, dass die Verdauungsorgane pausenlos arbeiten müssen.

Vergeblich setzt sich der kindliche Organismus zur Wehr, indem er das Zuviel an aufgenommener Nahrung erbricht. Bald hat das Wort „Speikinder sind Gedeihkinder" keine Geltung mehr, weil Brech- und Sättigungsreflexe ihre Tätigkeit einstellen. Der Magen ist erschlafft und erweitert, die in Übermenge einverleibte Nahrung vergärt und verfault im Darm und führt trotz überreichlicher Nahrungszufuhr zu einer qualitativ minderwertigen Ernährung. Oft steigt dadurch der Appetit, um diesem Mangel zu begegnen. Das durch mütterlichen Fütterungstrieb, Sorge und althergebrachte Ansichten falsch ernährte Kind isst nun sehr viel und sehr oft – es isst nun „brav". Ständige Nötigung zum Essen zeigt aber auch oft die gegenteiligen

Folgen: anhaltenden psychischen und physischen Widerwillen gegen Nahrungsaufnahme. Die Folge ist das blasse und magere, krummrückig dasitzende Kind, bekannt als appetitloser, heikler und nervöser Esser. Es leidet bereits unter beträchtlichen Verdauungsstörungen. Oft genug ist es Gegenstand der Sorge für seine Angehörigen und langwieriger Behandlung durch den Arzt.

In beiden Fällen, so verschieden sie aussehen, ist der natürliche Instinkt, der die Befriedigung des Nahrungsbedürfnisses lenken sollte, verloren gegangen. An seine Stelle ist ein zum Selbstzweck gewordenes, genussbetontes Essbedürfnis getreten, wobei entweder die Quantität oder aber eine sehr wählerisch bestimmte Qualität – unter Vernachlässigung der richtigen Nahrungsmenge – den Ausschlag gibt. Sehr oft wird dann das Essen nur noch gierig-hastig, schnell-schnell oder nervös-unruhig-gehetzt eingenommen. Auf das für die Verdauung notwendige gründliche Kauen und Einspeicheln wird kaum mehr geachtet. Anstelle einer gepflegten, kultivierten Mahlzeit, in der in Ruhe jeder Bissen genussvoll verkostet und gründlich von den Zähnen zermahlt werden soll – daher „Mahl-Zeit" – wird viel zu schnell hinuntergeschlungen. So wird nicht selten die Esszeit zur Fresszeit. Aber all diese Esssünden überlasten die Verdauungsorgane und machen früher oder später krank. Die Folgen wirken sich dann am ganzen Menschen aus.

Ein charakteristisches Beispiel falscher Essweise hat Wilhelm Busch in seiner „frommen Helene" so dargestellt:

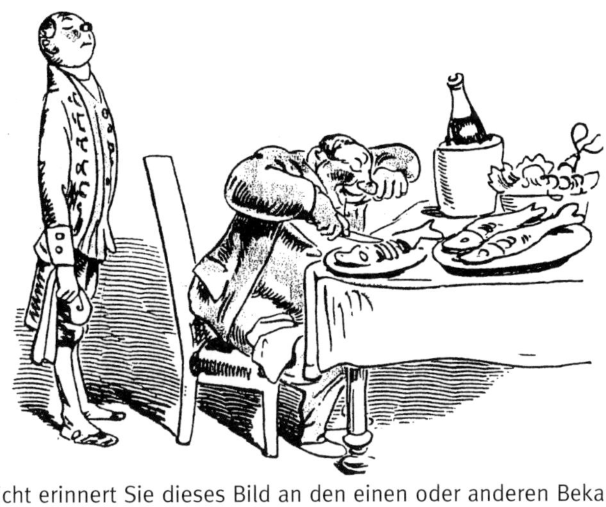

Abb. 3: Vielleicht erinnert Sie dieses Bild an den einen oder anderen Bekannten. Die Ernährungsforscher sprechen von „Selbstmord mit Messer und Gabel".

Der Verdauungsapparat – Wurzel der Pflanze Mensch

Der Verdauungsapparat, ein schlauchförmiger Kanal, der beim erwachsenen Menschen eine Länge bis zu 9 Metern erreicht, nimmt mit den Lippen des Mundes seinen Anfang und endet als After. Er umfasst Mundhöhle, Rachen, Speiseröhre, Magen, Dünn- und Dickdarm. Zu ihm gehören ferner Anhangdrüsen, wie die Speicheldrüsen der Mundpartien, die Leber mit der Gallenblase, die Bauchspeicheldrüse sowie Milliarden von Schleimhautdrüsen im Magen-Darm-Bereich.

Wie die Wurzeln der Pflanzen die Nährstoffe aus dem Erdreich aufnehmen und den Zweigen, Blättern, Blüten und Früchten zur Verfügung stellen, so wurzeln unzählige Darmzotten im Speisebrei, saugen die vom Verdauungsapparat ab- und umgebaute Nahrung auf und übergeben sie dem Blut, das sie an alle Bedarfsstellen (die 60 Billionen Körperzellen) transportiert.

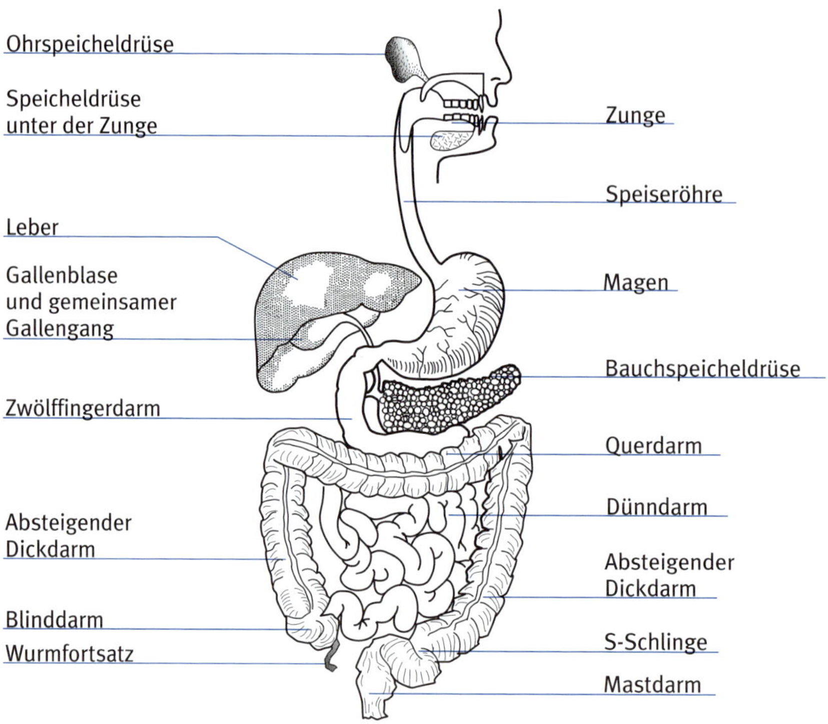

Abb. 4: Schematische Darstellung des gesamten Verdauungsapparates.

Die normale Verdauung

Das harmonische Zusammenwirken aller dieser Teile ergibt die normale Verdauung. Verdauen heißt daher nicht, wie die meisten glauben, Stuhl produzieren, sondern Verdauen heißt,

- die aufgenommene Nahrung mechanisch, chemisch und bakteriell richtig aufzuschließen und in Körpersubstanz und Kraft umzuwandeln. Dabei erfolgt die Aufsaugung der Nährstoffe in das Blut über eine „resorptive Darmfläche" von der ungefähren Größe von zwei Tennisplätzen;
- die unverwerteten Abfallstoffe rechtzeitig auszuscheiden. Das Gegenteil von diesem normalen Verdauungsvorgang sind die üblichen, krankmachenden Gärungs- und Fäulnisprozesse (siehe S. 30).

Die Blutreinigung

Neben der Aufgabe, den Körper zu ernähren, verrichtet der Verdauungsapparat noch eine weitere wesentliche Funktion, auf die Dr. Mayr als Erster hingewiesen hat: die Blutreinigung.

Wie die Abwässer einer Fabrik müssen nämlich die bei jeder einzelnen Zelle frei werdenden sauren Stoffwechselabfälle, die man vergleichsweise als Schlacken bezeichnet, restlos und rechtzeitig ausgeschieden werden. Die Zelle stößt sie zu diesem Zweck ins Blut ab, das sie sogleich zu den Ausscheidungsorganen transportiert:

- Die **Lungen** atmen die schädliche Kohlensäure und andere gasförmige Abbauprodukte aus.
- Die **Nieren** filtrieren die harnfähigen Stoffe ab.
- Die **Haut** scheidet mit Hautatmung und Schweiß Schlacken aus.
- Der **Darm** reinigt das Blut von Abfallstoffen, die in sein Inneres abgestoßen und schließlich mit dem Stuhl abgeführt werden (= Blutreinigung durch den Darm).

Aus diesem Grunde setzt sich der Stuhl aus dreierlei Bestandteilen zusammen: aus den unverwertet gebliebenen Speiseresten (Zellulose usw.), aus den von der Blutreinigung stammenden Abfällen des Zwischenzellstoffwechsels und aus Darmbakterien.

Der heute enorme Verbrauch von Toilettenpapier ist daher auch kein Gradmesser erreichter Zivilisation, sondern vielmehr ein trauriges Zeichen für die fast allgemeine Verbreitung des chronischen Verdauungsschadens. Auch Tiere, wie Hund, Katze, Pferd, Ziege, Hase oder Reh verunreinigen sich, sofern sie gesund sind, durch den Vorgang der

Darmentleerung nicht. Im gegenteiligen Falle erkennt der Tierarzt daraus eine Erkrankung des Darmes. Es ist daher nicht einzusehen, dass ausgerechnet der Mensch hierbei eine traurige Ausnahme bilden müsste.

Das Aussehen des normalen Stuhles

Der von einem gesunden Verdauungsapparat erzeugte Stuhl soll folgende Eigenschaften aufweisen:

- Wurstförmig geformt, mit abgerundeten Enden, infolge eines Schleimüberzuges an der Oberfläche glatt.
- Mangels Gasbeimengung geht er im Wasser unter und weist nur geringen charakteristischen Geruch auf.
- Er darf weder auffallend übel noch säuerlich riechen, was Darmfäulnis bzw. Darmgärung anzeigt.
- Die Entleerung des Stuhles wird vom gesunden Darm auf säuberlichste Weise vollzogen, weshalb merkliche Beschmutzung des Afters bereits auf Schädigung des Darmtraktes schließen lässt.

Darmträgheit macht krank

Unter Darmträgheit verstand man bisher die Trägheit des Dickdarms allein, die sich in erster Linie durch Stuhlverstopfung (Obstipation) bemerkbar macht.

Erst Dr. Mayr wies nach, dass auch der etwa 5 m lange *Dünndarm* träge, d.h. unzureichend oder sonst wie fehlerhaft, arbeiten kann. Da gerade im Dünndarm die wichtigsten Nahrungsumsetzungen erfolgen und da gerade vom Dünndarm aus der ganze Organismus mit Nährstoffen beliefert wird, wirkt sich die Dünndarmträgheit noch wesentlich folgenreicher aus als die des Dickdarms allein.

Mithilfe der Diagnostik nach Mayr lässt sich nachweisen, dass heute bei der überwiegenden Mehrzahl aller Zivilisationsmenschen eine chronische Verdauungsschädigung, insbesondere eine Dünndarmträgheit (Enteropathie nach Mayr) besteht. Diese Dünndarmträgheit ist dadurch gekennzeichnet, dass das Darmrohr streckenweise erschlafft und erweitert, stellenweise auch verkrampft ist, was den Weitertransport des Darminhaltes entsprechend verzögert. Oft stockt und staut sich alles auf, wie der Verkehr auf Autobahnen vor überfüllten Grenzstationen. Als Folge davon treten im leicht verderblichen Speisebrei, der zu lange in den chronisch gestauten Darmbereichen liegen bleibt, verschiedene Zersetzungsprozesse auf, die wiederum zu Schleimhautreizungen, Gasbildungen, Auftreibung des Leibes und Blähungen führen. Der Bauch kann dann hart und gespannt sein wie eine Trommel.

Bei vielen Menschen erkennt man auch schon von weitem, besonders wenn man sie im Badeanzug sieht, anstelle der ästhetischen Bauchform des Gesunden eine ballonartig vorragende Kugel: den *Gasbauch*. Oder man sieht ein schlottrig herabhängendes, oft wabbelndes, angeschopptes, sackartiges Gebilde: den *Kotbauch*. Oder man erkennt eine andere der sechs verschiedenen von Mayr beschriebenen krankhaften Bauchformen (siehe S. 28).

Zunächst wollen wir uns aber die Form des völlig gesunden Bauches betrachten. Der gesunde Bauch ist stets ein sehr ästhetischer, schöner, kleiner und wohlgeformter Bauch. Er ist überall ganz weich, leicht und schmerzlos eindrückbar. Und er zeigt ein charakteristisches, deutlich erkennbares Relief:
In der linken Abbildung sehen wir nochmals den gesunden Bauch von

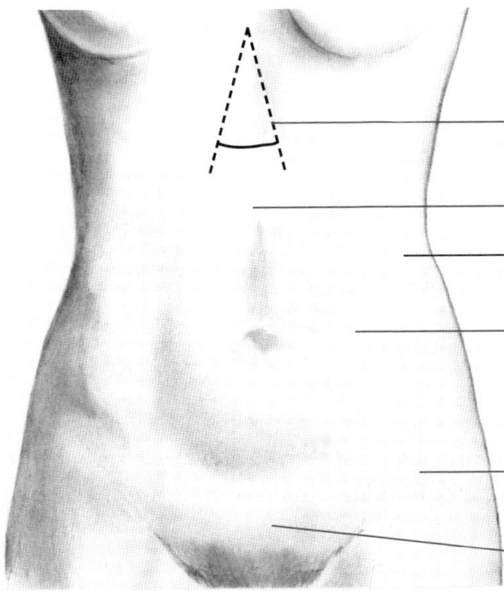

Abb. 5: Aussehen des völlig gesunden Bauches.

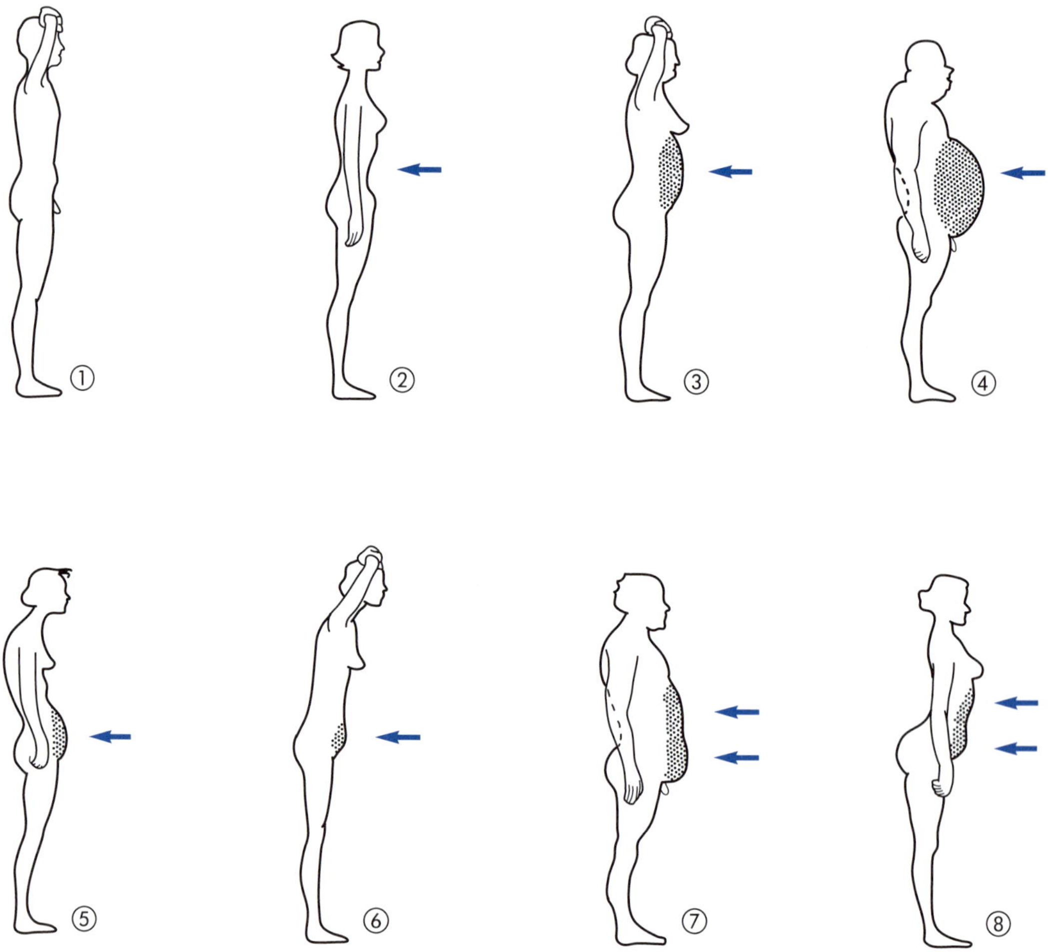

Abb. 6: Bauchformen nach Dr. Mayr:

1. Normalbauch
2. Entzündlicher Kahnbauch (eingezogen)
3. Eiförmiger Gasbauch (Oberbauch gewölbt)
4. Kugelförmiger Gasbauch (pralle Kugelform)
5. Schlaffer Kotbauch (Unterbauch gewölbt)
6. Entzündlicher Kotbauch (harter Spitzbauch)
7. Gas-Kotbauch (Mischform von 4. und 5.)
8. Entzündlicher Gas-Kotbauch (Mischung von 4. und 6.)

der Seite her dargestellt, und daneben die häufigsten ungesunden = abnormen = krankhaften Abweichungen davon.

Es ist meist recht lohnenswert, sich selbst einmal vor den Spiegel zu stellen, ganz locker und ungezwungen dazustehen, ohne den Bauch einzuziehen, und sich von der Seite her vergleichsweise zu betrachten. Das Gleiche gilt auch für die eigenen, meist vermeintlich völlig verdauungsgesunden Angehörigen. Auch an jedem Badestrand kann man sämtliche abgebildete Bauchformen am laufenden Band stolz an sich vorbeipromenieren sehen.

Darmträgheit muss nicht mit Stuhlverstopfung einhergehen.

Während die Mehrzahl aller Leiden, wie der Nerven, der Sinnesorgane, der Gelenke usw., sich frühzeitig an Ort und Stelle durch unangenehme bis schmerzhaft-schreiende Symptome bemerkbar macht, bleibt die Dünndarmträgheit und mit ihr der gesamte chronische Verdauungsschaden (Enteropathie nach Mayr) weitgehend stumm. Dazu kommt, dass der Stuhlgang auch bei ausgeprägtem Dünndarmschaden nicht unbedingt verzögert oder unregelmäßig stattfinden muss. Die beschriebene Verzögerung des Weitertransportes des Darminhaltes kann in einigen nachfolgenden Darmabschnitten wieder kompensiert oder überkompensiert werden. Die Darmträgheit kann daher sowohl mit Stuhlverstopfung als auch mit regelmäßigen Entleerungen („pünktlich wie die Uhr") einhergehen, sie kann aber auch zu breiigen bis flüssigbreiigen, also zu durchfallartigen Ausscheidungen führen.

An Beschwerden können sich – aber müssen nicht – folgende Verdauungsbelästigungen zeigen:

- Luftaufstoßen,
- Sodbrennen,
- Völlegefühl,
- Müdigkeit nach dem Essen,
- Magendruck,
- Blähungen,
- unbefriedigende Stuhlentleerungen von Verstopfung bis Durchfall.

Diese werden meist ignoriert oder mit Medikamenten (Abführ-, Ferment-, Blähungsmitteln) bekämpft und das Problem wegen seiner vermeintlichen Bedeutungslosigkeit aus dem Bewusstsein verdrängt.

Bei den **Fernsymptomen** des chronischen Verdauungsschadens aber, wie Kopfschmerz, Migräne, Schwindel, üble Gerüche, psychische Verstimmungen und andere, denkt fast niemand an den Schuld tragenden Darm als Verursacher. Hinzu kommt, dass unzählige Menschen durch einigermaßen regelmäßige Stuhlausscheidungen getäuscht werden und sich einbilden, verdauungsgesund zu sein. Viele suchen überall nach der Ursache ihrer Leiden, befürchten alles Mögliche, denken aber nicht an die versteckte tiefere Ursache, an den Darm. Dass ihre Entleerungen nicht die Merkmale eines gesunden Stuhles aufweisen (siehe S. 26), ist ihnen nicht bekannt; ebenso wenig, dass die Dünndarmträgheit als funktionelle Störung im Röntgenbild nicht nachzuweisen ist. Erst Dr. Mayrs Diagnostik macht sie für den Geschulten erkennbar.

Bildung von Zersetzungsgiften

Die Bildung von Zersetzungsgiften ist die häufigste Auswirkung der Darmträgheit. Wie in einer warmen Speisekammer Butter ranzig wird, Obstsalat in Gärung übergeht, Fleisch, Wurst und Fisch verderben und giftig werden, so entstehen im erschlafften, „müden“ Darm bei 37–38 °C Zersetzungsgifte, wenn in der Weiterbeförderung des Nahrungsbreies Stauungen auftreten und die Durchmischung mit verdauenden und verderbnisverhütenden Verdauungssäften gestört ist.

Die Selbstvergiftung aus dem Darm ist kein Märchen, sondern Realität.

Aus Zucker, Mehlspeisen, Brot und Rohkost, besonders wenn in großen Mengen genossen, bilden sich Gärprodukte wie Säuren und Alkohole, darunter auch giftige Fusel, Methanol, Propanol, Butanol u.a.

Aus eiweißreicher Nahrung wie Fleisch, Fisch, Wurst und Eiern entstehen hochtoxische Fäulnisstoffe wie Indikan, Putreszin, Neurin und Cadaverin (Leichengift). Sie sind so giftig, dass eine kleine Dosis davon genügt, um, in Form einer Injektion verabreicht, ein Versuchstier zu töten!

Die im Darm entstehenden Gifte können in die Blutbahn gelangen, insbesondere wenn die Darmschleimhaut entzündlich verändert ist. Von da aus erreichen sie schließlich – nachdem sie die Leberbarriere durchbrochen haben – praktisch alle Körperzellen und verursachen allmählich eine chronische **Selbstvergiftung aus dem Darm** (intestinale Autointoxikation). Diese, von manchen Autoren noch immer angezweifelte oder sogar schon als Märchen bezeichnete Selbstvergiftung, wurde jüngst wieder durch eine interessante wissenschaftliche Arbeit von Professor Pirlet und Mitarbeitern unwiderlegbar dokumentiert. Diese Forscher haben bei normal verpflegten, alkoholabstinent gehaltenen Versuchspersonen in den Stuhlproben wiederholt die oben erwähnten Gärungsgifte gaschromatographisch nachgewiesen. Außerdem fanden sie diese Giftstoffe im Harn und in den Ausdünstungen (human effluents), was wieder beweist, dass ein Teil der genannten Darmgifte in die Blutbahn übergetreten ist. Die Selbstvergiftung aus dem Darm ist somit leider kein Märchen, sondern eine Realität, die sich auch mit modernen wissenschaftlichen Forschungsmethoden dokumentieren lässt.

Als merkbare Folgen der intestinalen Gifteinwirkung können folgende Fernsymptome auftreten:

- Beeinträchtigung des Allgemeinbefindens,
- Arbeitsunlust,
- Missmut, Gereiztheit, Depressionen,
- Erregbarkeit, Nervosität,
- übler Körper- und Mundgeruch,
- Zungenbelag,
- Rücken- und Kreuzschmerzen,
- Schlaf- oder Sehstörungen,
- Kopfschmerzen, Kopfdruck, Migräne,
- Herzbeschwerden,
- Atemnot,
- Gefäßkrämpfe (mit ständig kalten Händen und Füßen),
- Schwindelgefühl, die vegetative Dystonie,
- morgens Schwindel, Erschöpfungszustände,
- starkes Schwitzen,
- Hochdruckkrankheiten,
- Gelenkleiden.

Die Quelle solcher Vergiftungserscheinungen ist vielen Menschen bekannt, da ihre Beschwerden gerade im Falle einer gelegentlichen Stuhlverstopfung auftreten oder sich zu intensivieren pflegen. Beträchtlich Stuhlverstopfte leiden fast ständig unter Fernsymptomen aus dem Darm. Als Folge dieser „Autointoxikation" (Selbstvergiftung) können **alle** Körperzellen und Organe geschädigt werden, wobei Sinnesorgane, Nerven, Gefäße und Hormondrüsen besonders empfindlich reagieren.

Entstehung der Dysbiose (unphysiologische Bakterienbesiedlung)

Die normale Bakterienbesiedlung des Menschen stellt einen wichtigen Verbündeten bei bestimmten Stoffwechselvorgängen und der Bekämpfung von Krankheitserregern dar. Dichte Bakterienrasen bevölkern die Oberfläche unserer Schleimhäute inner- und außerhalb des Darms. Normale Darmbakterien können unter anderem Krankheitskeime und Schmarotzer vernichten, die Grundgesundheit stärken und nützliche Stoffe, wie Vitamine, erzeugen.

Bei einem hohen Prozentsatz der mitteleuropäischen Bevölkerung ist diese Bakterienbesiedlung gestört. Hier wuchern Degenerations- und Schmarotzerformen, zersetzen den bei Darmträgheit gestauten und teilweise an den Darmwandungen festhaftenden Darminhalt und bilden Gifte. In einem solchen „verschmutzten" und „versumpften", meist übersäuerten Terrain siedeln sich leicht abnorme Keime und Pilze an, so wie sich etwa Stechmücken im Umfeld versumpfter Böden einnisten. Schon der berühmte Bakteriologe Claude Bernard sagte: „Le microbe n'est rien, le terrain c'est tout". (Die Mikrobe ist nichts, das Terrain ist alles.)

Man muss daher in erster Linie das Terrain verbessern, um die Lebensbedingungen für eine gesunde Flora wiederherzustellen. Versuche, eine gesunde Darmflora „einzupflanzen", bringen ohne gleichzeitige Terrainsanierung keine Dauererfolge. Auch antibiotische Medikamente, die heute leider allzu oft verwendet werden, schädigen die Darmflora und das Immunsystem. Sie verbessern nicht das Terrain.

Erkrankungen im Bereich des Verdauungsapparates

Darmträgheit kann als mögliche Folgeerscheinung schließlich zu Erkrankungen sämtlicher Verdauungsorgane führen. So verursacht die chronische Belastung mit Darmgiften Leberschäden. Auch Magen-, Zwölffingerdarmentzündungen und -geschwüre, Gallen- und Bauchspeicheldrüsenleiden, Divertikel, Hämorrhoiden, Polypen und Darmkrebs können auf dem Boden des chronischen Verdauungsschadens entstehen. Sogar bösartige Erkrankungen anderer Organe dürften in der Darmträgheit, als der neben der Umweltbelastung wichtigsten Vergiftungsquelle des heutigen

> Mangelnde Darmtätigkeit kann zu Erkrankungen sämtlicher Verdauungsorgane führen.

Menschen, eine häufige Mitursache finden. Daher ist Entschlackung auch aus Vorbeugungsgründen wichtig!

Verschlackung und Übersäuerung des Körpers

Wenn der Darm den Stoffwechsel nur ungenügend entlastet, dann müssen für ihn andere Ausscheidungsorgane einspringen. Die Nieren müssen vermehrt die vorwiegend sauren Schlackenstoffe mit dem Urin ausscheiden; die Haut muss mehr „Müll" mit Hautausdünstungen und Schweiß absondern, und die Lungen haben mehr Giftstoffe mit der Ausatmungsluft zu eliminieren. Dadurch erhalten Urin, Körperausdünstungen, Schweiß, Ausatmungsluft (Mundgeruch!) oft einen ungesunden, üblen, scharfen bis penetrant aashaften Geruch. Auch über die Nasenwege (Schleimabgänge), Genitalien (Ausfluss, übel riechende Mensesabgänge), Augen (gerötete, verklebte Augen) können Schadstoffe ausgeschieden werden.

> Gesundheit ist Wohlgeruch – Krankheit Gestank (Mund-, Atem-, Schweiß-, Menses-, Harn-, Stuhlgerüche).

Wenn dies alles nicht ausreicht, werden die rückgestauten Säuren und anderen Abfälle deponiert. Sie gelangen nach der Hierarchie der Gewebe zunächst in die weniger wichtigen Fett- und Bindegewebe, in Sehnen, Kapseln und in weniger benützte Muskeln. Schließlich, wenn sich der „Körpermüll" weiterhin – bildlich gesprochen – „zu Bergen türmt" und nie durch Fasten oder karge Zeiten abgebaut wird, und wenn daher auch nie entsäuert wird, entwickeln sich zwangsläufig chronische Krankheiten. Schließlich kann jedes Organ in Mitleidenschaft gezogen werden.

Giftstoff- und Schlackenablagerungen ergeben

• in der Haut	Mitesser, braune Flecke, unreinen Teint,
• im Unterhautzellgewebe	Versulzung, Orangenhaut (Cellulitis),
• im Fett- und Muskelgewebe	Aufquellung, Weichteilrheumatismus (Gelosen),
• in Kapseln und Gelenken	Versteifungen, Arthrosen, Gicht,
• im Blut	Erhöhung der Hämatokrit-, Fettstoff-, Cholesterin-, Harnsäure-Werte,

- im Herzmuskel – Säurebelastung, Krampfneigung der Coronargefäße, Angina pectoris bis Herzinfarkt,
- in den Arterien – Cholesterin und Kalkablagerungen,
- in Galle und Nieren – Gallen- und Nierensteine,
- in den Wirbelkörpern – Randzackenbildungen, Spondylose,
- in inneren Organen – Organdegeneration (Herz, Nieren, Leber),
- in der Zirbeldrüse – „Hirnsand",
- in den Augenlinsen – Grauer Star und weitere, Erkrankungen.

Verschlechterung der Ernährung aller Körperzellen

Schlecht ernährte Zellen und Organe weisen verminderte Leistungs- und Widerstandskraft auf:

- Die Skelettmuskulatur übersäuert früher und leistet weniger,
- die Herzmuskulatur disponiert zu Herzerkrankungen,
- schlecht ernährte Hirnzellen haben Vergesslichkeit zur Folge,
- schlecht ernährte Hodenzellen bewirken vorzeitiges Altern (ebenfalls Fernsymptome).

Auswirkungen auf den gesamten Menschen im Hinblick auf die höheren Seelenkräfte

Weil sich die Selbstvergiftung auf den ganzen Körper erstreckt, bleiben auch jene Teile des Nervensystems, welche als organische Grundlage die Vorgänge des höheren Seelenlebens dem physischen Körper übermitteln, nicht unbeeinflusst. Werden diese nervlich-vegetativen „Vermittlungsorgane" durch Gifte geschädigt, dann können höhere seelische Regungen und Empfindungen nur erschwert zu den Hirnzentren gelangen, die das physische Bewusstsein steuern. Als Folge können zutage treten:

- Ignorieren bisheriger höherer Bestrebungen und Ideale,
- seelische Verflachung in allen Lebensbereichen,
- seelische Lieblosigkeit,
- verstärkter Egoismus, Materialismus und Rücksichtslosigkeit.

Darmgifte sind Ursache vieler Gemütsverstimmungen, Depressionen und Aggressionen. (Entgiften des Körpers allein macht zwar aus einem „bösen" Menschen noch keinen „guten", kann ihn aber wesentlich empfänglicher für die Einwirkungen seiner höheren Regungen werden lassen, was entsprechend deutliche, positive Auswirkungen auf seine Gesamtpersönlichkeit zur Folge hat. Daher wird auch das Fasten bei allen Weltreligionen seit Urgedenken gepflegt [siehe S.46].)

Der Großteil der abgelagerten Schlackenstoffe besteht aus sauren Substanzen, wie beispielsweise Harnsäure. Diese dringen nicht nur in Gelenke ein und rufen dort vielerlei rheumatische Beschwerden hervor, sondern können auch ganze Gewebebezirke im Gehirn belasten und verschiedenste Leistungsstörungen des Gehirns oder Gemütsstörungen verursachen. So ist das Nachlassen intellektueller Fähigkeiten, zunehmende Vergesslichkeit, Schwinden des Kurzzeitgedächtnisses, aber auch Gereiztheitszustände, Depressionen, Trübsinn und vieles mehr häufig auf Darmgifte, Stoffwechselbelastung und Übersäuerung des Gehirns zurückzuführen. Es ist daher keine leere Phrase, wenn es heißt: *Wer rechtzeitig entschlackt und entsäuert, wird körperlich und seelisch nicht sauer!*

▶ **Fall 1:** Geschäftsfrau, 58, fettleibig, also falsch ernährt, angeblich verdauungsgesund, unfreundlich, missmutig, gereizt, deprimiert, schwarzseherisch, „mein Leben ist sinn- und freudlos", vermochte ihren beruflichen Verpflichtungen nicht mehr zu entsprechen. Sie sah sich gezwungen, ihr heruntergekommenes Geschäft zu verkaufen. Knapp vor dem Empfang der letzten Teilzahlung, nach welcher das Geschäft übergeben werden sollte, unterzog sie sich einer Darmreinigungskur nach Dr. F.X. Mayr. Dabei gesundete sie derart, dass sie nun mit neuer Energie, Lebenskraft und Lebensfreude erfüllt, den Verkauf rückgängig machte und ihr Unternehmen in kurzer Zeit auf volle Höhe brachte. Die wieder zuversichtlich, freundlich und fröhlich gewordene Frau wirkte jetzt in ihren Handlungen jugendlicher und aktiver als vor 10 Jahren!

Darmträgheit macht hässlich

Die Körperhaltung

Dr. Mayr hat im Verlaufe seiner Untersuchungen über die untrüglichen Zeichen der Gesundheit nicht weniger als sechs Typen fehlerhafter Haltung festgestellt, die er nach ihren charakteristischen Merkmalen benannte (siehe Abb. 8–13, S. 37). Sie alle sind keine bloßen Schönheitsfehler, die auf Nachlässigkeit oder die Jahre zurückzuführen sind, sondern stellen immer Notmaßnahmen der Natur dar. Wenn nicht andere Gebrechen oder Veränderungen vorliegen, wie z. B. bestimmte Tumoren, Verletzungen, Schwangerschaft usw., wird die abnorme Haltung immer nur zum Schutze geschädigter Verdauungsorgane eingenommen.

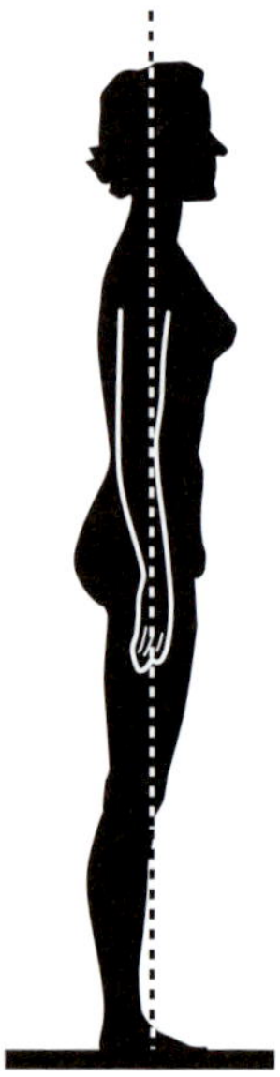

Abb. 7: Normalhaltung

Zur Kontrolle seiner eigenen Haltung muss man sich, völlig ungezwungen dastehend, seitlich vor einen Spiegel stellen. Jede Abweichung von der **Normalhaltung** (siehe Abb. 7) weist auf tiefere Ursachen hin.

Als krankhaftes Beispiel sei die bei Frauen besonders häufige Entenhaltung herausgegriffen (siehe Abb. 10). Der Oberkörper wird hier in den Hüften vorgeneigt und nach oben zurückgebogen, um dem nach rückwärts verlagerten Gesäß die Waage zu halten. Das Gesäß wackelt nicht selten wie bei einer dahinwatschelnden Ente bei jedem Schritt mit.

Die Entenhaltung, die oft genug eine Zielscheibe des Spottes bildet, ist durch chronischen Verdauungsschaden (Darmträgheit) verursacht. Während der gesunde Dünndarm auf seinem ihm von der Natur zugewiesenen Platz im Bauchraum keinem anderen Organ im Wege liegt, belasten hier erschlaffte, mit Inhalt überfüllte Darmschlingen ihre Nachbarorgane, wie Eierstöcke, Gebärmutter, Scheide, Blase und deren Blutgefäße dermaßen, dass der Körper diese empfindlichen Organe schützen und die beschriebene „Ausweichhaltung“ einnehmen muss.

Zu den auf den Abbildungen 8–13 (siehe auch Abb. 7) dargestellten Haltungsformen lässt sich Folgendes sagen:

Jede Abweichung von der Normalhaltung weist auf tiefere Ursachen hin.

Bei der **Habtachthaltung** (Abb. 8) benötigt der durch einen chronischen Verdauungsschaden (besonders im Oberbauch!) stärker gefüllte Magen-Darm-Trakt (Gasbauch) mehr Platz für sich. Daher erfolgt bei muskelkräftigen Menschen besonders eine Streckung der Brustwirbelsäule, eine verstärkte Brustkorbwölbung, eine Hochstellung des Zwerchfells sowie eine Rückwärtsneigung des Unterleibes verbunden mit einer Tieferstellung des Beckenbodens.

Der durch chronische Erschlaffung der Därme vermehrte Bauchhöhleninhalt verursacht bei der **Anlaufhaltung** (Abb. 9) eine Vergrößerung des Bauchraumes, die bei muskelschwächeren Menschen durch obige Durchstreckung der Lendenwirbelsäule und Vorneigung des Oberkörpers vorgenommen wird. Das Extrem dieser Haltung zeigt sich im Zusammenkrümmen des Körpers bei starken Bauchschmerzen („Bauchwehhaltung").

Bei der schon erwähnten **Entenhaltung** (Abb. 10) wurde durch Verdauungsschäden eine noch stärkere Vergrößerung des Bauchraumes nötig. Daher kommt es besonders zu einer vermehrten Rückverlagerung des Beckens (Herausstellung des Gesäßes), einer Durchstreckung der Brustwirbelsäule und zu einer Erweiterung und Höherstellung des Brustkorbes (Verkürzung des Halses!)

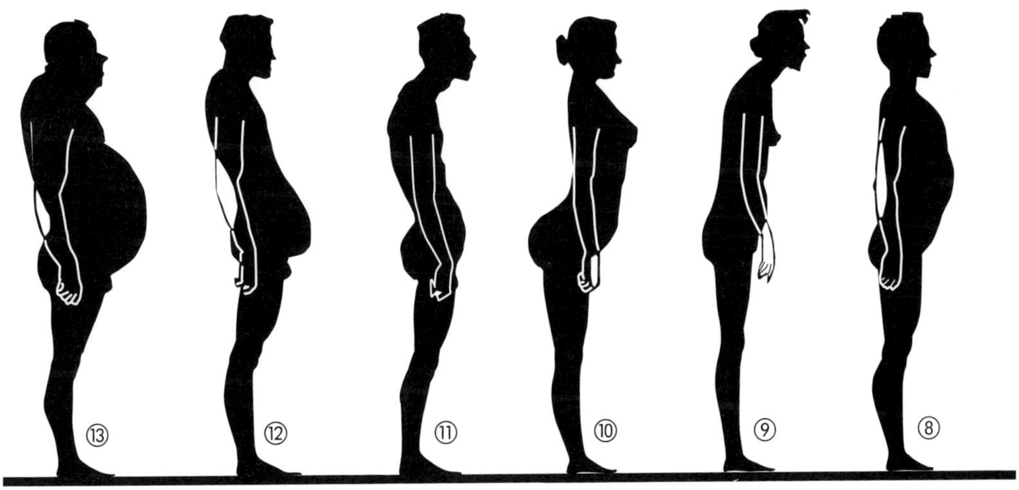

Abb. 8: Habtachthaltung
Abb. 9: Anlaufhaltung
Abb. 10: Entenhaltung
Abb. 11: Lässige Haltung
Abb. 12: Sämannhaltung
Abb. 13: Großtrommelträgerhaltung

Bei muskelschwachen darmgeschädigten Menschen mit einer vermehrten Darmfüllung wird bei der **lässigen Haltung** (Abb. 11) die Verlagerung der Schwerlinie besonders durch obige Verbiegung der Wirbelsäule (Rundrücken) kompensiert. Die lässige Haltung erinnert an ein Fragezeichen. Diese Haltung ist besonders oft bei Kindern und Jugendlichen anzutreffen!

Eine hochgradige chronische Darmerschlaffung und Kotfüllung ergibt bei der **Sämannhaltung** (Abb. 12) den sackförmigen Kotbauch. Dabei nimmt der Träger die Haltung des mit gefülltem Saattuch einhergehenden Sämannes ein. Die Vorderbelastung durch den Kotbauch erzwingt die entsprechende Zurückneigung des Oberkörpers.

Die **Großtrommelträgerhaltung** (Abb. 13) erinnert an den eine große Trommel vor sich tragenden Soldaten. Die enorme Vermehrung des Bauchhöhleninhaltes bedingt hier den großen Gasbauch bzw. Gaskotbauch. Eine enorme Weit- und Hochstellung des Brustkorbes (der Hals verschwindet, der Kopf steckt zwischen den Schultern), eine kompensatorische Buckelbildung der Brustwirbelsäule und die Einknickung der Lendenwirbelsäule sind Auswirkungen dieser schweren Erkrankung des Verdauungsapparates.

Aus jeder dieser Haltungsformen kann man bereits auf die Störungen bzw. Krankheiten, an denen der betreffende Mensch leidet oder zu denen er stark disponiert ist, rückschließen. Bei der Entenhaltung sind es:

- Verdauungsbeschwerden, wie Verstopfungsneigung, Aufstoßen, Sodbrennen, Blähungen (Folgen der Darmträgheit),
- Gallenleiden (Folge der Darmträgheit),
- Hämorrhoiden (Folge der Darmträgheit),
- Weichteilrheumatismus (Verschlackungszeichen),
- Kreuzschmerzen (durch Überbiegung der Wirbelsäule),
- Periodenstörungen bzw. Schmerzen, Unregelmäßigkeit, klimakterische Beschwerden sowie
- Scheidensenkung, Neigung zu Blasenkatarrh und unfreiwilligem Harnabgang (durch Dauerdruck des Darmes auf die Beckenorgane) und andere Beschwerden mehr.

▶ **Fall 2:** Hausfrau, 52, Entenhaltung seit Jugend.
Elterliche Ermahnungen und eigene Versuche, sich besser zu halten, wie langjährige Haltungsgymnastik erfolglos. Seit 8 Jahren bereits die meisten der oben angeführten charakteristischen Beschwerden der „Entendame". Patientin erhielt bereits: Injektionskuren, verschiedenste Pulver, Pillen, Tabletten, Tropfen, Zäpfchen, Tees, Bestrahlungen, Einreibungen, Packungen, Dampfbäder und zwei Kurortaufenthalte. Erst nach Behandlung der Dünndarmträgheit nach Dr. Mayr Rückbildung sämtlicher Beschwerden und Normalisierung der Haltung. Die bisherige Kleidung konnte nun nicht mehr getragen werden, da sie nicht mehr passte. Anwendung von Medikamenten erübrigt sich seither gänzlich.

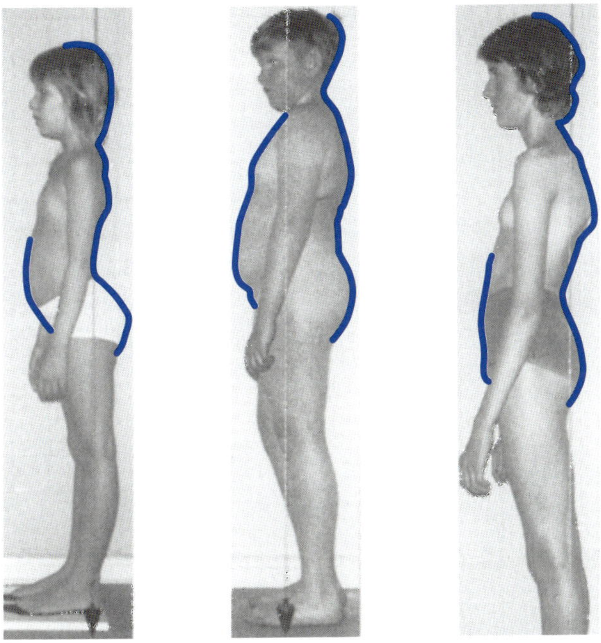

Entenhaltung — beginnende Gastrommelhaltung — lässige Haltung

Abb. 14: Durchschnittliche Kinderbilder mit den weit verbreiteten Ernährungs-, Verdauungs- und Haltungsschäden.

▶ **Fall 3:** Gemüsefrau, 59, Entenhaltung, stark übergewichtig, nach ihrer Angabe verdauungsgesund.

Zweimal wegen unfreiwilligen Harnabgangs operiert, ohne Dauererfolg. Ein Hustenstoß oder eine falsche Bewegung genügte, zumal beim langen Stehen am Markte, besonders im Winter, um den Urin an den Beinen herabrinnen zu lassen. Der Uringeruch war zeitweilig so intensiv, dass es Kunden und Bekannten auffiel. Die Untersuchung ergab hochgradig erschlafften Dünndarm, der mechanisch auf die Harnblase drückte. Nach achtwöchiger Behandlung war das Darmpaket sichtbar nach oben gerückt, der Bauch klein und die Körperhaltung überzeugend gebessert. Ein gleichzeitig bestehendes Hochdruckleiden war ebenso wie der Harnverlust gänzlich verschwunden; Patientin ist seither (6 Jahre) – bei jährlicher Kurwiederholung – trocken geblieben. Gewichtabnahme: 12 Kilogramm.

Wie aus den Abb. 7–13 ersichtlich, geht die Erschlaffung des Darmes in allen Fällen mit einer Vermehrung des Bauchhöhleninhaltes einher. Dies bewirkt wiederum Haltungsänderungen durch balancebedingte

Verkrümmungen der Wirbelsäule zur Aufrechterhaltung der Statik. So muss der Mensch mit einem Gaskotbauch, wenn er nicht nach vorne fallen will, eine Großtrommelträgerhaltung (siehe Abb. 13) mit Überbiegung der Lendenwirbelsäule einnehmen. Letztere aber ruft gemeinsam mit gewichtsmäßiger Überbelastung der Zwischenwirbelscheiben, besonders des 4. und 5. Lendenwirbels, häufig schmerzhafte Nervenwurzelstörungen, Segmentausfall, Kreuzschmerz, alle möglichen Ischiasformen, Lumbalgien und evtl. Bandscheibenvorfall hervor.

Ein bei solchen Fällen angewandtes Heilverfahren zur Einrichtung fehlgestellter oder aus ihrer Lage geglittener Wirbel heißt **Chirotherapie**. Die Erfahrungen der Chirotherapeuten haben nun ergeben, dass sich ihre Erfolge wesentlich verbessern lassen, ja dass oft nur dann Dauerheilung erreichbar wird, wenn gemeinsam mit der Behandlungsmethode Dr. Mayrs, die an der Ursache der Fehlhaltung angreift, vorgegangen wird.

Die Haut

Die schöne Haut – nur der gesunde Mensch weist sie auf – ist rosig, samtartig glatt, dicht und prall elastisch. Sie schmiegt sich festhaftend an und überzieht den Körper wie ein idealsitzendes, faltenloses Trikot. Sie gibt das Relief ihrer Unterlage in gemildert abgerundeter Form wieder und schafft so die schönen weichen Linien, die wir am gesunden Körper bewundern.

Gifte verschiedenster Art, z.B. Sucht-, Übermüdungs- und Infektionsgifte, besonders Nikotin und Drogen, verändern bei chronischer Einwirkung die Haut und hinterlassen eigentümliche Spuren. An erster Stelle unter diesen Hautschädigern stehen die Darmgifte. Sie wirken sich auf Haut, Schleimhäute, Haare und Nägel so deutlich aus, dass man aus der Intensität dieser Veränderungen das Ausmaß der Selbstvergiftung beurteilen kann.

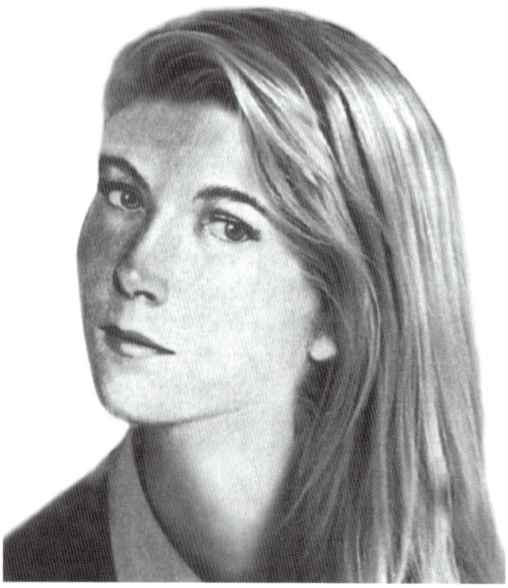

Abb. 15: Normalstadium.

Im ersten chronischen Vergiftungsstadium, dem **Quellungsstadium**, tritt ein solches Nachlassen der Spannkraft des Faser- und Balkenwerkes der Haut auf, dass das ursprünglich feste Gefüge lockerer, weicher und wie „aufgequollen" wird. So entsteht aus dem gesunden, ovalen Gesicht (siehe Abb. 15) mit der apfelharten, nicht abhebbaren Wange im Bereiche des Jochbogens das Vollmondgesicht (siehe Abb. 16), das zwar als gesund, ja übergesund erscheint, aber in Wirklichkeit bereits ein Schädigungszeichen darstellt. Dementsprechend sind dabei auch die Wangen tiefer gerückt und so weich und schlottrig, dass sie bei jeder Erschütterung des Körpers erzittern, so als ob sie aus Sülze wären. Entsprechende Veränderungen zeigen sich am ganzen Körper. So büßen die gesunden, schön geformten, reliefbetonten Arme und Beine ihre wohlproportionierte Ausgestaltung ein, und das herrliche Relief des gesunden Rumpfes verschwimmt zur ungestalteten Oberfläche.

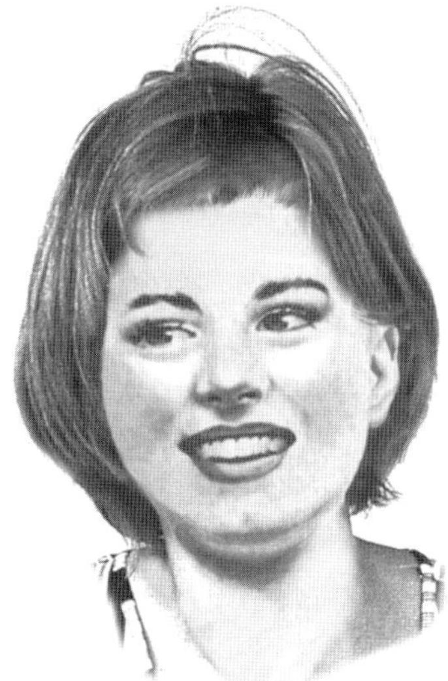

Abb. 16 Quellungsstadium.

Im zweiten Vergiftungsstadium, dem **Erschlaffungsstadium**, ist die Spannkraft der Haut noch mehr herabgesetzt. Die Wangen sinken deutlich unter ihrem eigenen Gewicht herab. Es bilden sich Nasenwinkel- und Mundwinkelfalten, Lachfalten, Doppelkinn und Ringe am Hals sowie Hängebrüste, Hängebauch und hängende Gesäßbacken. Ringe um die Oberschenkel treten auf und der Unterleib verbreitert sich zur relieflosen, schwappenden Masse.

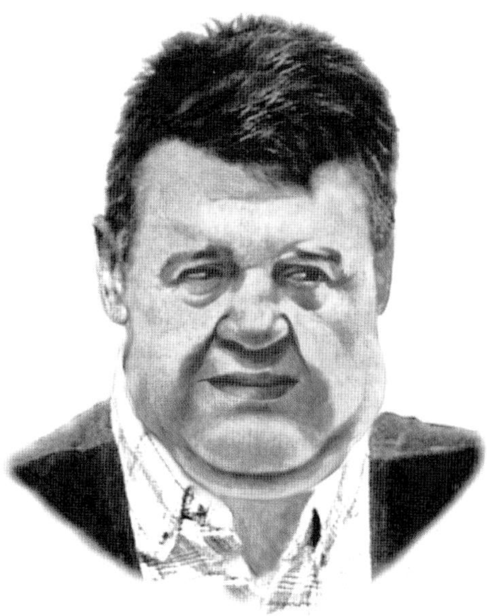

Abb. 17: Erschlaffungsstadium.

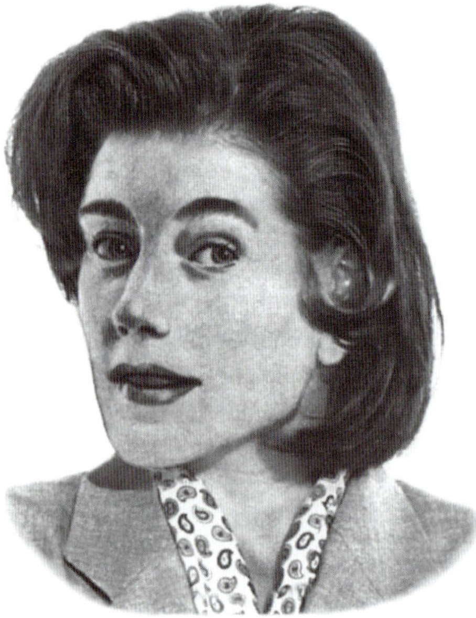

Abb. 18: Stadium des Hautschwundes 1. Grades.

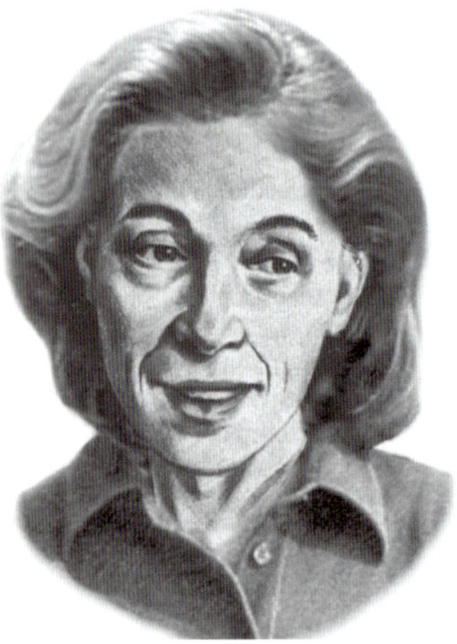

Abb. 19: Stadium des Hautschwundes 2. Grades.

Im dritten Vergiftungsstadium, dem **Stadium des Hautschwundes** (Atrophie), sind wesentliche Hautbestandteile verkümmert.

Die Haut ist dünner, körperloser und so schmiegsam, dass sie sich in die Gruben ihrer Unterlage einsenkt, wodurch dann Muskeln und Knochen, besonders Nase, Kinn, Backenknochen, deutlicher hervortreten und die Körperlinien eckiger werden. Auch die Augen liegen tiefer in den Höhlen (Hohläugigkeit).

- Erster Grad: Hier zeigt sich noch ein faltenloses Gesicht (s. Abb. 18), die substanzarme dünne Haut lässt sich hier mühelos weit abziehen.
- Zweiter Grad: Die Haut ist noch dünner, scharfe Falten zerfurchen das Gesicht (s. Abb. 19).
- Dritter Grad: Es zeigt sich eine nun mehr papierdünne Haut, stellenweise von zerknittertem Aussehen (s. Abb. 20).

Diese Erscheinungen lassen das Ausmaß der Schädigung des Organismus durch Gifte diagnostizieren und jede günstige oder ungünstige Veränderung genau feststellen. An der weiblichen Brust, wo sich auch Zu- oder Abnahme der Hautspannung durch Heben oder Erschlaffen der Brüste zeigt, kann durch Messen des Abstandes der Brustwarzen vom oberen Brustbeinrand jede Verbesserung oder Verschlechterung genau festgestellt werden. Die Mayrkur führt zu deutlich messbarer Verbesserung.

Der Zusammenhang zwischen Darmgiften und Hautveränderungen, wie Falten, Hängewangen, Doppelkinn, Hängebrust und Hängebauch, ist erwiesen. Entgiftung und Verbesserung der Darmfunktion erbringt entsprechende Rückbildung bzw. Schwinden dieser als Schönheitsfehler bekannten Schädigungszeichen, wenn sie nicht schon irreparable Ausmaße angenommen haben. Auch für viele Erkrankungen der Haut (wie Akne, Furunkel, Nesselausschläge, Ekzeme, unreinen Teint) oder für bestimmte Schäden an Nägeln und Haaren (Struppigkeit, Brüchigkeit, schmutziger Farbton) gilt das Gleiche.

Somit ist, da die Darmschädigung die häufigste Ursache der Verunreinigung des Blutes darstellt, die Gesundung des Darmes unsere natürlichste und beste Kosmetik (= Kosmetik von innen!).

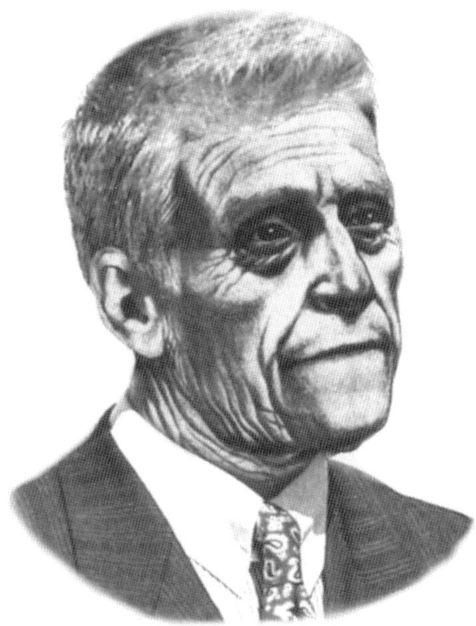

Abb. 20: Stadium des Hautschwundes 3. Grades.

Abgesehen von krisenhaften Reaktionen entwickeln sich im Verlaufe der Darmbehandlung nach Dr. Mayr die günstigen Veränderungen im Äußeren allmählich fortschreitend und zeigen sich oft erst einige Monate nach Kurabschluss am deutlichsten. So tritt die Auswirkung einer Sommerkur oft erst als „Weihnachtsgeschenk" voll zu Tage. Der Unterschied zwischen fotografischen Aufnahmen von der Zeit vor Kurbeginn, nach Kurabschluss und entsprechend später ist oft unglaublich und verblüffend, was auch Fotoserien im *Lehrbuch der Diagnostik und Therapie nach F.X. Mayr* dokumentieren.

Darmträgheit macht vorzeitig alt

Die durchschnittliche Lebenserwartung des Menschen hat sich durch die Jahrhunderte hin verändert – und verlängert.

Durchschnittliche Lebenserwartung des Menschen

Die statistisch erhobene durchschnittliche Lebenserwartung des Menschen betrug:

Bei den Römern	30 Jahre
Mitte des XVII. Jh.	35 Jahre
Im XVIII. Jh.	36 Jahre
Anfang des XIX. Jh.	40 Jahre
Ende des XIX. Jh.	45 Jahre
1911	46,6 Jahre
1920	55 Jahre
1944	64 Jahre
1954	68,2 Jahre
1986 schon	73,4 Jahre
und 2000	77 Jahre

Diese Entwicklung lässt sich auf Verbesserung der hygienischen Verhältnisse (erfolgreiche Seuchen- und Infektionskrankheitsbekämpfung), auf Rückgang der Kindersterblichkeit, vermehrten Wohlstand und soziale Altersbetreuung zurückführen. Eine in den letzten Jahrzehnten ausschlaggebende Rolle spielt daneben die Veränderung der Ernährungsweise, mitbedingt durch die Erfahrungen beider Weltkriege. Der Mensch unserer Zeit isst im allgemeinen schon wesentlich weniger und qualitativ vernünftiger als früher. Was nach Urgroßmutters Kochbuch für drei Personen bestimmt war, macht heute fünf bis sechs Personen satt.

Richtiger zusammengesetzte und bescheidenere Nahrung hat dazu beigetragen, das Leben zu verlängern. Aber die Erfüllung des Wunsches, einen frohen Lebensabend unbeschwert von quälenden Altersgebrechen genießen zu können und nicht, wie so häufig, die letzten Jahrzehnte nur dahinzusiechen, hängt wesentlich davon ab, ob es gelingt, die Arterienverkalkung einzudämmen. Dieses Leiden stellt nämlich durch seine Auswirkungen (wie Hochdruck, Gehirnschlag, Herzinfarkt, körperlich-seelische Vergreisung usw.) eine besonders häufige Leidens-, Krankheits- und Todesursache dar.

Die Leichenschau an 300 im Korea-Krieg gefallenen amerikanischen Soldaten im Durchschnittsalter von 22 (!) Jahren ergab, dass nicht weniger als 77% von ihnen bereits sichtbare Verkalkung der Herzkranzgefäße aufwiesen!

Die Arterienverkalkung ist aber keineswegs unbeeinflussbar. Ihre Entwicklung wird durch fett-, eiweiß- und zucker(!)reiche Kost beschleunigt. Während z.B. jene genügsamen Bevölkerungsschichten Chinas, für die der Reis das Hauptnahrungsmittel darstellt, meist nichts von Verkalkung verspüren, gehen die fett- und fleischreich ernährten Eskimos schon im Durchschnittsalter von 40 (!) Jahren daran zugrunde. Bei den jemenitischen Juden, die völlig zuckerfrei ernährt werden, lassen sich keine Formen der Arteriosklerose nachweisen. Wandern sie jedoch nach Israel aus, bekommen jene von ihnen Verkalkung, welche Zuckerkonsum aufgenommen haben, während die anderen, welche die jemenitische Ernährungsweise beibehalten haben, davon verschont bleiben.

Wer der Verkalkung der Herzkrankgefäße vorbeugen will, muss wissen, dass die Ablagerung von Cholesterin und Kalk in den Arterien schon in der Jugend beginnen kann.

In den letzten Jahren der Wohlstandsepoche im Mitteleuropa westlicher Prägung nimmt nun der Konsum an Zucker, Weißmehl und Fleisch enorm zu, was nicht ohne Folgen bleiben wird. Nach den Forschungen von Professor L. Wendt führt der meist schon viel zu hohe Eiweißkonsum zu Blutverdickung (Ansteigen des Hämatokrit-Wertes), Wandverdickung der Gefäße, Hochdruck und vorzeitiger Verkalkung mit allen dazu gehörenden Komplikationen.

Des Weiteren wird der Verkalkungsprozess durch die Darmträgheit als Hauptursache der Verschlackung gefördert. Säuberung und Wiedergesundung des Verdauungsapparates kann den erhöhten Zucker- und Cholesterinspiegel des Blutes senken, was der Verkalkung entgegenwirkt. Der Rat Dr. Mayrs, jeder Mensch möge ohne Rücksicht auf sein Lebensalter, seinen Körper von Zeit zu Zeit entschlacken, erweist sich auch in diesem Falle berechtigt und für den einzelnen, wie für die **Volksgesundheit** von größter Bedeutung.

Auch die Hormondrüsen (Hirnanhang, Schilddrüsen, Geschlechtsdrüsen, Nebennieren usw.) bestimmen weitgehend den jugendlichen oder senilen Gesamtzustand der Menschen; ihre Leistungsfähigkeit wird durch ihre gute oder schlechte Ernährung sowie durch den Grad ihrer Vergiftung beeinflusst.

Wenn Professor Dr. Kollath feststellt: „Nicht die Jahre, sondern die Lebens- und Ernährungsweise bestimmen das Alter, das Geburtsdatum ist unverbindlich!“, so fügt Dr. Mayr ergänzend hinzu: „Die Gifte im

Darm sind es nachweisbar, die den Menschen krank, vorzeitig alt und hässlich machen!“ Eine uralte Weisheit bringt es kurz und treffend auf den Punkt: „Der Tod sitzt im Darm“ oder „Im Darm beginnt der Tod“.

Von diesen Zusammenhängen weiß der moderne Mensch allerdings nur sehr wenig. Er befasst sich aber inzwischen jedoch zunehmend mehr mit den Fragen unmanipulierter, naturbelassener Lebensmittel. Das ist enorm wichtig, reicht aber allein noch nicht aus. Jede Nahrung, auch die wertvollste, die in einem schlecht funktionierenden Darm entwertet und teilweise giftig zersetzt wird, kann vielerlei Leiden verursachen und zum schleichenden Anfang vom „Tod im Darm“ führen.

Es ist daher für die Gesunderhaltung des heutigen Menschen so wichtig, nicht nur seine Ernährungsweise, sondern auch seine Verdauungsweise viel mehr zu beachten.

Ein dankbarer Patient schrieb: „Ich habe immer von hochwertiger Biokost gelebt, leider ohne gesundheitlichen Erfolg. Der Erfolg kam dann aber dank der Darmreinigungskur. Da fiel es mir wie Schuppen von den Augen: Die Kenntnisse über den Wert meiner Nahrungsmittel allein reichen nicht aus, so lange ich keine Kenntnisse über meine Verdauung besitze. Und meine Kenntnisse über die Funktion meiner Verdauungsorgane waren nicht viel größer als im beiliegenden Bild!“

Der heutige Mensch interessiert sich zunehmend mehr für die Bedeutung gesunder Kost. Aber von gesunder Verdauung weiß so mancher nicht viel mehr als der heranwachsende Maler Klecksel von Wilhelm Busch.

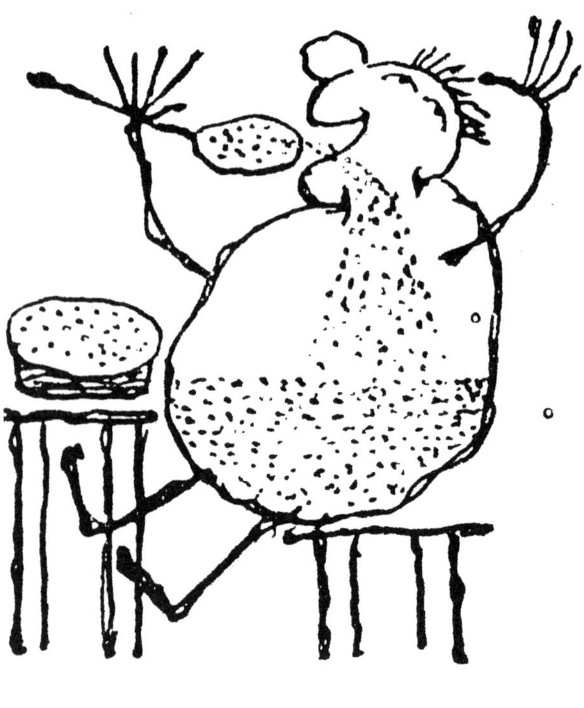

Abb. 21: „Hier blickt man klar,
wie selten nur,
ins innre Walten der Natur.“
(W. Busch)

Gesundung nach Dr. F.X. Mayr

Unter Gesundung nach F.X. Mayr oder Mayr-Kur wird ein naturgemäßes ganzheitliches Heilverfahren verstanden, das auf der Diagnostik der Gesundheit nach Mayr aufgebaut ist. Dabei werden drei Heilprinzipien angewendet, die sogenannten drei „S". Sie heißen:

Schonung (Erholung), **Säuberung** (Entschlackung) und **Schulung** (Wiederertüchtigung).

Sie zielen auf die Verbesserung der Organfunktionen und darüber hinaus auf die Gesundung des ganzen Menschen in seiner körperlich-seelischen Einheit. Dazu gehört die Steigerung der Leistungsfähigkeit, des Wohlbefindens und der gesamten Lebensqualität.

Der königliche Heilweg der Mayr-Kur verlangt in jedem Fall eine individuelle Handhabung in der Dosierung der Diät und der Kurdauer.

Individuelle Vorgehensweise

Alle echten Wege zur Gesundheit zeigen individuelle Unterschiede. Auch die Behandlungsformen nach Mayr sind Individualkuren. So erweist sich für den einen das heilsame *Teefasten* am besten, für den anderen die *Milch-Semmel-Kur*, für den Dritten die *erweiterte Milchdiät*, und wieder für andere die individuell abgestufte *Milde Ableitungs- und Entschlackungsdiät.*

Es ist die Aufgabe des Mayr-Arztes, die jeweils günstigste Therapieform mithilfe der Mayr-Diagnostik zu erkennen und zu empfehlen. Dabei kann sich während des Kurverlaufes die Diätstufe problemlos in eine andere Form überleiten lassen, wenn sich bestimmte Zeichen für entsprechende Abänderung erkennen lassen.

Die wichtigsten Möglichkeiten und Abstufungen der Mayr-Therapie sind somit:

- das Heil- oder Teefasten nach Mayr,
- die Milch-Diät nach Mayr,
- die erweiterte Milch-Diät sowie
- die individuell abgestufte Milde Ableitungs- und Entschlackungsdiät nach E. Rauch und P. Mayr.

Das Heil- oder Teefasten nach Mayr

Fasten ist ein Ur-Heilmittel der Menschheit. Uralt ist das Wissen der Menschheit um die reinigende und erneuernde Kraft des Fastens, die zeitweilige freiwillige Beschränkung oder völlige Einstellung der Nahrungsaufnahme. Aus diesem Grunde war und ist es in den kultischen Vorschriften zahlloser Völker fest verankert. Es gibt kein großes Religionssystem, das nicht seinen Gläubigen empfiehlt, ja sogar gebietet, durch alljährlich wiederholtes Fasten Körper und Seele zu reinigen, um sie auf diese Weise von Niedrigem und Krankem zu befreien und zum Erkennen und Erstreben höherer Ziele zu erheben.

Auch die im Altertum blühenden Schulen der Weltweisheit (Pythagoräer, Stoiker, Epikuräer usw.) bedienten sich des Fastens, um aufgrund einer ertüchtigten Leibesverfassung Fortschritte in der Wahrheitserkenntnis und tugendhaften Selbstbeherrschung zu erzielen. Die großen Ärzte des Altertums, wie Hippokrates, deren intuitives Wissen wir heute noch bewundern, wendeten das Fasten vielfach an.

Wenn daher die alternative Heilkunde auf dieses natürlichste Heilmittel in zunehmendem Maße zurückgreift, folgt sie nur einer Übung, die wahrscheinlich so alt ist wie die Menschheit selbst.

Wirkungen des Fastens

- Fasten bewirkt Schonung und Erholung des Verdauungsapparates,
- bekämpft erfolgreich die Darmträgheit,
- säubert und entgiftet den Organismus von Stoffwechselrückständen,
- entsäuert den Organismus,
- mobilisiert die Heilungskräfte zur Beseitigung krankhafter Prozesse.

Indikationen für Fasten

Das Fasten hat sich bei einer großen Anzahl von Krankheiten bewährt, besonders

- bei Verdauungs-, Ernährungs-, Stoffwechsel- und Drüsenleiden,
- bei Herz- und Kreislaufstörungen,
- bei vielen Erkrankungen der Atmungsorgane,
- bei Nieren-, Blasen- und Unterleibsleiden von Frauen,
- bei verschiedenen Hautkrankheiten und allergischen Prozessen,
- bei fieberhaften Erkrankungen sowie
- bei bestimmten nervösen und seelischen Störungen.

Den hauptsächlichen Hintergrund der meisten dieser Krankheitsbilder stellt eine Giftstoff-, Säure- bzw. Schlackenbelastung dar. Es gibt im menschlichen Organismus kaum ein Organ oder Gewebe, das nicht durch Gifte – insbesondere durch Säuren, d.h. durch Übersäuerung – gestört oder geschädigt werden kann und das nicht durch Entgiftung-Entsäuerung wieder gebessert würde. Und es gibt keine wirkungsvollere Entgiftung-Entschlackung-Entsäuerung als durch Fasten oder die weiteren Behandlungsformen nach F.X. Mayr.

Darüber hinaus ist Fasten **die** Vorbeugungsmethode schlechthin, die, rechtzeitig angewendet, den Ausbruch zahlreicher Leiden verhindert, ein herabgesetztes Allgemeinbefinden verbessert und die Leistungskraft mehrt. Seiner intensiven Heilwirkung verdankt das Fasten die Bezeichnungen *Operation ohne Messer* und *der königliche Heilweg*.

Vom Fasten ist das *Hungern* grundsätzlich zu unterscheiden, denn: Wer fastet, der hungert nicht, und wer hungert, der fastet nicht! Als Hungern bezeichnen wir eine für den Körper schädliche Unterversorgung mit Nährstoffen. Sie kann verursacht werden

- absichtlich, beispielsweise durch Hungerstreik,
- wider Willen, infolge Nahrungsmangels bei Hungersnot, Katastrophen und anderem,
- durch beträchtliche Funktionsuntüchtigkeit des Verdauungsapparates, wenn die Körperzellen trotz ausreichender Nahrungszufuhr unzureichend ernährt werden.

Bei dieser Einstellung dient das Fasten keiner schädlichen Unterversorgung mit Nährstoffen, sondern einer sinnvollen Schonung, Entgiftung-Entsäuerung des Verdauungsapparates und des Organismus. Während der Hungernde immer elender wird, vor allem wenn noch das Schreckgespenst baldigen Verhungerns dazukommt (beispielsweise bei eingeschlossenen Bergleuten), bessert sich der Zustand des Fastenden zusehends. Zum Ausdruck kommt dies in Gesundung des Gesamtorganismus, Behebung zahlreicher Störungen und Gebrechen sowie einem beglückenden Reinheitsgefühl, einer Harmonisierung des inneren und äußeren Menschen.

Der königliche Heilweg, das Fasten, besitzt eine lange Tradition und hat sich seit Jahrtausenden bewährt. Seine große Heilwirkung kann nur von Nichtwissern in Abrede gestellt werden.

Als Dr. Mayr an sich selbst und an seinen Patienten erstmals Fastenkuren durchführte, war er über die günstigen Auswirkungen so beglückt, dass er sich zeitlebens diesem Heilverfahren verschrieb. Dabei entwickelte er zum Unterschied zu anderen Fastenformen, wie dem Säfte- oder dem Buchingerfasten, der Schroth-Kur und vielen anderen seine eigene Methode, die wir heute als Heil- oder Teefasten nach Mayr bezeichnen. Es handelt sich dabei um eine strenge Fastenform, bei der für einige Tage, für 1–2–3 Wochen, in Sonderfällen sogar noch für länger, nur dünn gebrühte Kräutertees (eventuell mit etwas Honig und Zitronensaft), Wasser, Mineralwasser oder auch klare Gemüsebrühe eingenommen werden.

Das Teefasten wird am besten in einer Kurklinik durchgeführt. Dabei helfen

- der Abstand von beruflichen und sonstigen Belastungen,
- das Ausspannen von Schwierigkeiten und Sorgen,
- die heilungsfördernde Atmosphäre und klimatische Lage,
- die Ruhe, gute Luft und der Aufenthalt in wenig berührter Natur,
- die Gemeinschaft mit den gleich eingestellten übrigen Fastenden,
- das befreiende Erlebnis der inneren Reinigung. Es führt unter den Teilnehmern zu aufgelockerten, fröhlichen, persönlichen Beziehungen: Fasten macht freier und froher.

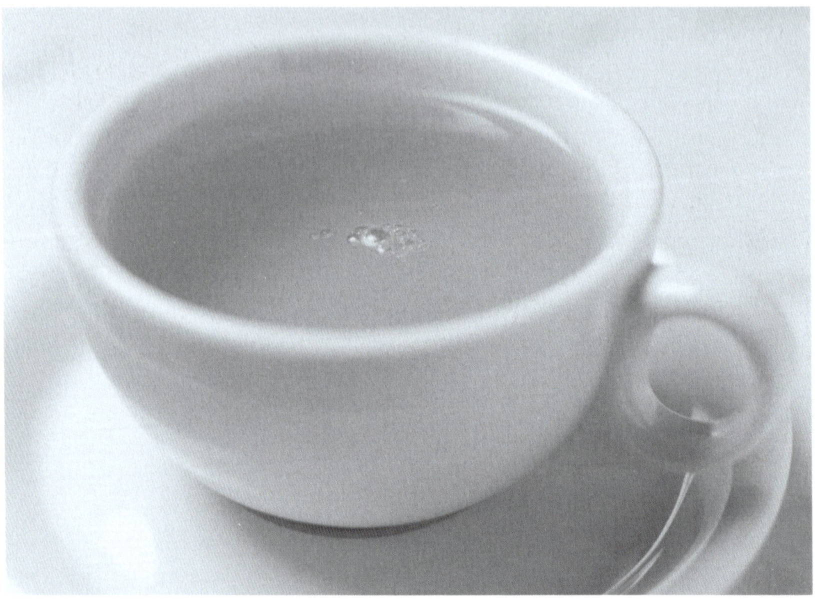

In der Kurklinik entfällt auch das leidige Einmischen taktloser, unverständiger Mitmenschen. Diese versuchen oft hemmungslos, die Kur zu verteufeln, sei es aus Fütterungstrieb, aus Neid oder schlechtem Gewissen; meist weil sie selber Fasten nötig hätten, dazu aber zu feig oder zu charakterschwach sind.

Die zumeist übliche Zeit für eine Mayr-Kur im Sanatorium beträgt für eine *Vollkur vier Wochen*, für eine *Kurzkur drei Wochen*. Dabei wird oft, aber nicht immer, je nach Diagnose, mit Teefasten nach Mayr begonnen, sodann auf Milch-Semmel-Diät und zuletzt auf leichtere Diätformen übergegangen.

Heil- und Teefasten nach Mayr

Das Heil- oder Teefasten nach Mayr unterscheidet sich von allen anderen Fastenmethoden durch folgende Punkte:

- Der Kurarzt muss die Diagnostik nach Mayr beherrschen. Dadurch gewinnt er ein umfassendes Bild vom Darm- und sonstigen Gesundheitszustand, vom Verschlackungs- und Vergiftungszustand des Patienten und dem Ausmaß seiner Fastenbedürftigkeit.
- Objektiv messbare Kriterien, welche die für den Einzelnen beste Kurform und Kurdauer erkennen lassen.
- Kriterien, welche die günstigste Ernährungsweise des jeweiligen Patienten nach Kurende anraten lassen (wichtig für Dauererfolg!).
- Reinigung des gesamten Verdauungsweges in natürlicher Richtung von der Mundhöhle abwärts durch Trinken salinischer Reinigungswässer (siehe S. 61) anstatt wie bisher nur Teilreinigung in verkehrter Richtung vom After aus durch Einläufe und Darmbäder.
- Manuelle Bauchbehandlung, durchgeführt vom Arzt, als entscheidende Individualhilfe für raschere Gesundung (siehe S. 71).
- Übergang vom Teefasten auf die Milch-Semmel- und später Milde Ableitungsdiät, die mit ihrer speziellen Ess- und Kauschulung erst eine Hauptforderung Mayrs verwirklichen lassen: „Wir haben die Menschen weniger das Fasten zu lehren als vor allem das richtige Essen!“

Das generelle Grundprogramm aller Kuren im Sinne F.X. Mayrs

Wenn vom Arzt nicht anders empfohlen:

1. Täglich morgens nüchtern auf ein viertel Liter warmes Wasser einen gestrichenen Teelöffel Bittersalz (oder Glauber- oder Karlsbader- oder zwei Teelöffel F.X. Passagesalz) und einen Teelöffel Basenpulver (siehe später) einrühren und trinken.
2. Anschließend Bewegung (Gymnastik, Joggen ...).
3. Danach heiß und kurz kalt duschen, danach warm frottieren.
4. Frühestens eine halbe Stunde nach Punkt 1 den empfohlenen Kräutertee (eventuell mit einem Teelöffel Honig und etwas Orangensaft) löffelweise einnehmen oder die empfohlene Diät einnehmen mit Training der Esskultur (siehe später).
5. Vor dem Mittagessen niederlegen, mit feuchter Wärme (heiße Wärmflasche mit feuchtem Handtuch umwickelt) auf dem Bauch, mindestens eine halbe Stunde. Falls bei ambulanter Kurdurchführung nicht möglich: (Kleine) Entspannungspause.
6. Mittagfasten mit Kräutertee oder klarer Gemüsebrühe (wie unter Punkt 4 einnehmen). Ansonsten die empfohlene Diät mit Esskultur.
7. Tagsüber Trinkkur: Häufig gutes Wasser und/oder dünn gebrühten Kräutertee und/oder stilles Mineralwasser, je nach Verordnung 2–3–4 Liter oder mehr pro Tag.
8. Abends 1–2 Tassen des verordneten Kräutertees (eventuell mit einem Teelöffel Honig und etwas Orangensaft) löffelweise einnehmen. Falls erlaubt, dazu eine Kursemmel (Esskultur!).
9. Vor dem Schlafengehen duschen wie bei Punkt 3.
10. Möglichst frühzeitig schlafen gehen mit feuchter Wärme. Der Schlaf vor Mitternacht ist besonders wichtig!

Die Schon- und Säuberungskur mit Milch-Diät (Milch-Semmel-Kur nach F.X. Mayr)

Die Schon- und Säuberungskur mit Milch-Diät ist eine weitere Form der Mayr-Kur. Während das Teefasten nur einer beschränkten Anzahl von Heilungsbeflissenen, nämlich Kurklinikgästen, offen steht, kann die Milch-Diät-Kur mit ihren Varianten, einschließlich der *milden Ableitungskur,* von nahezu *allen* Menschen durchgeführt werden.

Die Durchführung der milden Kurformen ist bei gleichzeitiger körperlicher oder geistiger Berufsarbeit den allermeisten sehr gut möglich.

Fasten ohne zu fasten

> Es ist der historische Verdienst Dr. Mayrs, den grundsätzlich gleichen Heilweg wie das Fasten auch den Berufstätigen in Form der Milch-Diät-Kur oder ihren abgemilderten Varianten zugänglich gemacht zu haben. Es ist dies das „Fasten ohne zu fasten".

Die Milch-Diät-Kur bringt außerdem

- **die Erziehung zum richtigen Essen**
  Wer sich richtig ernähren will, muss richtig essen *können*, d.h. er muss immer nur kleine Bissen in den Mund nehmen, sie in kleinste Teilchen zerkauen und durch bewusstes (durch Konzentration gelenktes) intensives Einspeicheln in Kürze fast völlig verflüssigen *können*. Dies beherrscht aber heute fast kein Mensch. Wie beim Speerwerfer die Armmuskeln immer leistungsfähiger werden, so ertüchtigen sich hier durch richtige Essschulung die verkümmerten Speicheldrüsen; sie lernen wieder, Speichel in solcher Beschaffenheit und Menge zu liefern, wie es zur Verdauung der jeweiligen Kost am zweckmäßigsten ist; und sie kommen wieder in die Lage, durch Bespülung mittels dünnflüssigen Speichels die Mundhöhle nach dem Essen gründlich zu säubern und zu desinfizieren. Richtiges Essen bewirkt auch bessere mechanische Reinigung der Zähne und Durchblutung von Zahnfleisch und Zahnwurzeln (Massagewirkung des Kauens) und erhöht damit die Haltbarkeit des Gebisses.
  An diesem Punkt setzt die Mayr-Kur an. Der Mensch beginnt wieder von vorne, eben von dort, wo er es unbedingt notwendig hat. Er übt und lernt, in Ruhe zu kauen und einzuspeicheln. Und wer sich

bemüht, beherrscht diese Esskunst dann so, dass er sie sein Leben lang nicht mehr so leicht verlernen kann.

Richtiges Essen

> Richtiges Essen ermöglicht einen vollkommeneren Ablauf des weiteren Verdauungsvorganges und schafft die Voraussetzung für Gesundung des übrigen Verdauungssystems.

Da keine Fastenmethode und kein einziges Ernährungssystem, von Bircher-Benner, Jackson, Hauser, Waerland bis zu den Lehren von Kollath, Schnitzer, Bruker u.a.m., in der Lage ist, dem Menschen diese Voraussetzung richtiger Ernährung zumindest auch nur annähernd so gut anzuerziehen wie die Mayr-Kur, besitzt Letztere – richtig durchgeführt – schon allein darin grundlegende Überlegenheit. Sie beseitigt eine bisher praktisch übergangene Hauptquelle für schlechte Ernährung und daraus entstehende Übel.

- Die sinngemäße Anwendung jenes Lebensmittels, das in harmonischer Einheit alle wesentlichen Nährstoffe beinhaltet und das gleichzeitig als klassisches Entgiftungsmittel schlechthin aufgefasst wird: **die Milch**. Sie ernährt; sie erleichtert, intensiviert und beschleunigt die Entgiftung des Körpers; sie schwächt die Krisenreaktionen während der Reinigungskur ab oder verhindert sie.
- Leider ist in den letzten Jahren aufgrund der Umweltbelastung und anderer Faktoren die Zahl der Personen mit **Milch-Unverträglichkeit** stark angestiegen. Ihnen werden Alternativen empfohlen (s. S. 57).
- Täglich mindestens zweimalige, erstaunlich langanhaltende Sättigung, wodurch es kein „Hungerleiden“ und auch keine Angst davor geben kann.
- Die Möglichkeit individuellen Vorgehens, dem Einzelfall und seinen Bedürfnissen entsprechend, z.B. durch Übergang auf andere Schonkostformen.
- Längerfristige Bemessung der Kurdauer, je nach Zustand und Verlauf, je nach ärztlicher Entscheidung.

Jede Form der Heilbehandlung nach Dr. Mayr, sei es Heilfasten, Milch-Diät oder Schonkur mit anderer Schonkost (siehe S. 74), ist auf den schon angeführten drei Grundsätzen aufgebaut:

Drei Heilprinzipien

Die drei Heilprinzipien nach F.X. Mayr

Sie werden als die „Drei S" bezeichnet und heißen:

- die Schonung (= Erholung, Schutz, Regeneration),
- die Säuberung (= Entschlackung, Entsäuerung, Entgiftung),
- die Schulung (= Wiederertüchtigung, Training, Funktionsstärkung).

Diese Heilprinzipien erhalten in der heutigen Zeit der enorm verbreiteten Mangelzustände durch Umweltbelastung und Übersäuerung noch eine Erweiterung:

- die Substitution (darunter versteht man: Ergänzung, Defizitbeseitigung, Zufuhr des Mangelnden).

Das Heilprinzip Schonung

Das Schonprinzip ist der Natur abgeschaut und dient der naturgemäßen Regeneration. Das in Freiheit lebende, erkrankte Tier legt sich Schonung auf, um seine Kräfte uneingeschränkt der Krankheitsbekämpfung zuwenden zu können. Es legt sich an einem geschützten Platz zur Ruhe und nimmt instinktiv so lange keine oder nur bestimmte Nahrung auf bis es wieder gesund ist. Auch die Heilkunde macht seit jeher von diesem Grundsatz Gebrauch: Dem Nervenkranken wird „Schonung" auferlegt, der Fiebernde muss das Bett hüten, der verletzte Arm kommt in die Schlinge und das gebrochene Bein in den Gipsverband.

Dr. Mayr schont die Verdauungsorgane, indem er fasten lässt oder die bestmögliche Schonkost darbietet.

Die Milch

Die Milch gehört zu dieser Schonkost. Sie enthält eine einmalige Fülle aller wesentlichen Kalorienträger und Vitalstoffe, wie essenzielle Amino- und Fettsäuren, Vitamine, Fermente und Mineralstoffe (einschließlich der Spurenelemente), harmonisch in sich verteilt. Sie ist eine Schutznahrung, ein Entgiftungsmittel, unser wichtigster Vitalstoffträger, ein einzigartiges, geheimnisvolles „Lebenselixier" und wird mit Recht als „Königin aller Nahrungsmittel" bezeichnet.

Den biologischen Wert der Milch beweist das Heranwachsen eines jeden Jungtieres, das in kurzer Zeit sein Gewicht verdoppelt, ja vervielfacht.

- Am besten ist Milch melkfrisch, ansonsten kann man Rohmilch (Vorzugsmilch) oder Babymilch verwenden, die, falls sie sich in einwandfreiem Zustand befindet, nicht abgekocht, sondern bei Bedarf nur im Wasserbad gewärmt wird.
- Bei Erhitzung über 45 °C beginnen bereits Veränderungen des Eiweißes der Milch.
- Malzkaffee mit Milch oder gute Sauermilch- oder Joghurtarten (wie Bioghurt, Biogarde, Sanoghurt, Acidophilusmilch aus dem Bioladen) können ebenfalls verwendet werden.

Milch ist keineswegs als Getränk aufzufassen, das man zur Stillung des Durstes die Kehle hinabstürzen darf. Sie ist vielmehr ein flüssiges Nahrungsmittel, das man immer – ähnlich wie es der Säugling, dem Naturtrieb folgend, tut – nur in kleinsten Portionen einnehmen und gründlich mit Speichel vermischen muss.

Um das „Essen" der Milch zu ermöglichen, lässt Dr. Mayr gleichzeitig ein gut kaubares, die Speichelerzeugung förderndes Hilfsnahrungsmittel einnehmen: die Kursemmel.

Zusammensetzung der Milch

Durchschnittliche Zusammensetzung der Milch

Eiweiß	3,5%	Kalium	0,160%
Fett u. Lipoide	3,5%	Calcium	0,125%
Milchzucker	4,8%	Magnesium	0,012%
Wasser	87,5%	Eisen	0,010%
Gesamtmineralstoffe	0,7%	Chlor	0,106%
Kochsalz	0,157%	Phosphor	0,090%
Natrium	0,051%		

Durchschnittlicher Vitamingehalt in 1 Liter Milch

Vit. A	0,6–2 mg	Cholin	150 mg
Vit B1	0,4 mg	Vit. C	5–30 mg
Vit. B2	1,6-2,5 mg	Vit. D	0,002 mg
Niazin	1 mg	Vit. E	0,6 mg
Pantothensäure	2,8-4,5 mg	Vit. F	1050–1750 mg
Vit. B4	1–3 mg	Vit. K	0,32 mg
Vit B12	2–3 Gamma		

Die Kuhmilch-Alternativen

Außer den bereits erwähnten Sauermilcharten, die von vielen besser vertragen werden, und dem ebenfalls erlaubten Zusatz von Malzkaffee, kommen als Kuhmilch-Alternativen weiter in Betracht:

- **„A-Milch" (Anti-Allergie-Milch nach Rauch) oder Sahne-Milch**
  Sie ist selbst herzustellen und besteht aus 25–50% Sahne und 50–75% Wasser. Diejenigen, die Butter gut vertragen, haben mit der wohlschmeckenden A-Milch keine Probleme.
- **Schafs- oder Ziegenjoghurt**
  Diese werden stets sehr gut vertragen und sind Menschen mit Pilzbelastung besonders zu empfehlen.
- **Soja- oder Mandel-Milch**
- **Schleimsuppen** aus Hafer, Reis, Dinkel oder Ähnlichem mit Wasser oder (besser) Gemüsebrühe und etwas Meersalz zubereitet.
  Die jeweils gewählte Alternative muss mit dem „Kautrainer", der Kursemmel, vorschriftsmäßig eingenommen werden (siehe später).

Die Kursemmel

Die Beschaffenheit der Semmel (Brötchen aus feinem Weißmehl) ist für den Kurerfolg ausschlaggebend. Nur mit der richtigen Kursemmel kann eine Leistungssteigerung der Speicheldrüsen, starker Speichelfluss und Kauschulung erzielt werden!

- Die Semmeln werden am besten täglich frisch gekauft und in einem trockenen Zimmer auf einem Kasten, auf Pergamentpapier oder Tuch, nebeneinander gelagert und dadurch luftgetrocknet.
- Je nach Witterung erreichen sie nach 2–4 Tagen die rechte Beschaffenheit. Die richtige Kursemmel ist schnittfest, derb elastisch, d.h. gerade noch etwas eindrückbar. Sie ist spürbar härter als die übliche Schneidesemmel, soll aber nicht schon die splittrige Härte der „steinharten" Reibsemmel erlangt haben.
- So ist es unbedingt nötig, gewissenhaft und verlässlich für ausreichenden Semmelvorrat und genügende Auswahl zu sorgen, vor jeder Mahlzeit den Zustand der Semmeln zu überprüfen, sodass nur die richtig altbackenen Kursemmeln eingenommen werden.
- Soll der Trocknungsprozess beschleunigt werden, da die vorrätigen Semmeln noch zu feucht oder weich sind, müssen diese sogleich in kleine Würfel zerschnitten, ausgebreitet und luftgetrocknet werden.

- Zu frische, weiche Semmeln haben nicht den Quellwert der Kursemmel. Sie können nicht genügend gekaut und eingespeichelt werden und werden schlecht verwertet, was zu vorzeitigem Hunger, Auftreibung des Leibes und ungenügender Schonung führt. Dies stellt den Kurerfolg infrage.
- In der dunstigen Küche oder in Behältern (Brotdose, Nylonsäckchen, Schublade) gelagerte Semmeln bleiben zu feucht!
- Zu harte, staubtrockene Semmeln (Reibsemmel, auch Zwieback und Toastbrötchen) sind ebenfalls ungünstig. Sie besitzen nicht den Quellwert der Kursemmel, regen den Speichelfluss nicht so an, sind aber relativ günstiger als zu weiche Semmeln. Ferner können sie schadhafte Zähne gefährden.
- Blähungen während der Kur weisen sehr oft auf falsche Semmeln oder falsches Essen hin!
- Bei Weizen-Unverträglichkeit und auf Wunsch wird der Mayr-Arzt die ebenso geeigneten fein gemahlenen Dinkel-Semmeln oder eine andere Alternative empfehlen.

Viele Reformköstler glauben, die Milchdiät nach Mayr ablehnen zu müssen, da die Semmel als Weißmehlprodukt biologisch wertlos sei. Aber während der Kur soll die Semmel gar nicht biologische Werte zuführen, sondern nur als Kau- und Einspeichelungstrainer dienen! Einen besseren „Trainer" gibt es nicht!

> Nur mithilfe der Kursemmel können die bei den meisten Personen funktionell meist deutlich verkümmerten Speicheldrüsen wieder geschult und zu voller Leistung gebracht werden.

Die Schulung der Speicheldrüsen ist für die Gesundung des gesamten Verdauungsapparates unvergleichlich wichtiger als eine momentane Vitalstoffzufuhr. Außerdem ist die Kursemmel reine Schonkost. Sie unterstützt das Schonprinzip, während die als Semmelersatz immer wieder vorgeschlagenen Vollkornbrötchen viel zu ballaststoffreich sind und während der Kur die Darmgesundung erschweren. Sie sind als Kautrainer ungeeignet.

Die Anwendung der Kursemmel bedeutet aber nicht, dass man nach der Kur Weißmehlprodukte verwenden soll! Im Gegenteil! In der anschließenden Dauerkost ist verständlicherweise grundsätzlich biologisch hochwertigen Lebensmitteln, soweit sie richtig verdaut werden können, der Vorzug zu geben.

Wie Sie essen sollen

- Vor der Mahlzeit schneiden Sie die Kursemmel in fingerdünne Scheiben oder Würfel.
- Dann führen Sie ein Stückchen zur Mundhöhle, kauen es und speicheln es mit Konzentration solange ein (Training der Speicheldrüsen), bis ein flüssiger Semmel- und Speichelbrei von leicht süßlichem Geschmack entsteht. (Je verkümmerter Ihre Speicheldrüsen sind, desto schlechter gelingt dies zu Kurbeginn.) Süßlich wird es deshalb, weil durch Speichelfermente die Stärke der Semmel zu Zucker umgewandelt wird.
- Nun nippen Sie ein kleines Löffelchen Milch dazu oder noch besser, Sie saugen (süppeln) die Milch mit nahezu aneinander gepressten Lippen vom Löffel. Durch das Absaugen entsteht ein Unterdruck in der Mundhöhle, ein Sog, der zur besseren Entleerung der Speicheldrüsen beiträgt. (Durch solches Saugen speichelt der Säugling an der Mutterbrust jede Milchportion ein!)

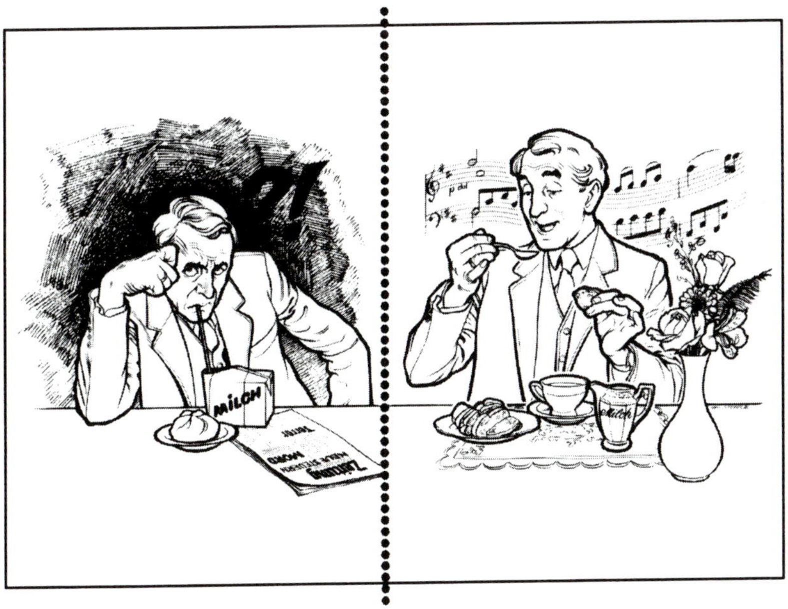

Abb. 22: so oder so

Falsche Essweise und schlechte Kureinstellung programmieren Hungergefühl, Gereiztheit, Misserfolg!

Esskultur nach Mayr mit zuversichtlicher Einstellung fördert spielerisch leichten Kurverlauf und bestmöglichen Erfolg.

- Dann vermischen Sie den gesamten Mundinhalt – also die Mischung von Semmel, Speichel und Milch – durch weitere Kaubewegungen unter Verwendung der Zunge weiter in der Mundhöhle, wobei sich Ihr Geschmackssinn freuen und die Genüsse auskosten soll. (*Üben!*) Dabei setzt schon in der Mundhöhle die Verdauung der Milch kräftig ein, was für das Gelingen der Kur wesentlich ist.
- Erst dann schlucken Sie.
- Nun beginnt der Essakt wieder von vorne – *bis Sie eine leichte Sättigung erzielen. Die Menge wird nicht vorgeschrieben.*
- Ob Sie eine halbe oder 1–2–3 ganze Kursemmeln pro Mahlzeit einnehmen, ist nicht wichtig. Vorausgesetzt, dass Sie *exakt* die Essanweisung einhalten. Wenn Sie die Milch kleinschluckweise zuführen und nicht vom Teelöffel nippen, brauchen Sie die Kur nicht fortzusetzen – der Erfolg bleibt aus!

Die Esskultur nach Mayr fördert, unterstützt durch eine zuversichtliche Einstellung, einen spielerisch leichten Kurverlauf und den bestmöglichen Erfolg!

Nichts Wesentliches wird einem im Leben geschenkt. Sogar bei der Gesundung muss man mitarbeiten, sich ehrlich bemühen und gerade diese – zwar unwichtig erscheinenden – aber dennoch entscheidenden Maßnahmen gründlich, konzentriert und konsequent durchführen. Man will doch den großen Erfolg! Wer nicht vorschriftsmäßig essen will, soll mit der Kur nicht beginnen. Hier gilt: Entweder richtig oder gar nicht! **Gut gekaut ist halb verdaut!**

Die Esskultur nach Mayr

Die spezielle Esskultur nach Mayr in Kürze

- Einen kleinen Bissen von der Kursemmel in den Mund nehmen.
- Kauen und Einspeicheln bis zur Verflüssigung der Semmel und zum Auftreten eines leicht süßlichen Geschmackes.
- Einen Teelöffel Milch zugeben (nie einen Schluck! = grober Kurfehler!)
- Alles in Mundhöhle vermischen und erst dann schlucken!
- Essen bis zu leichtem Sättigungsgefühl. Eventuelle Reste nicht aufessen!
- Milch ausnahmslos teelöffelweise zum Semmelspeichelbrei essen oder gar nicht!
- Und das alles mit einer zuversichtlichen, fröhlichen Einstellung.

Die Trinkkur

Jede Darmreinigungskur ist gleichzeitig eine Trinkkur. Empfohlen sind
- gutes Trinkwasser,
- Kräutertees (Bohnenkaffe und Schwarztees sind unbedingt zu meiden!),
- kohlensäurearme (stille) Mineralwässer.

Die Getränke sollen pur und weder zu kalt noch zu heiß eingenommen werden. Häufiges, über den ganzen Tag verteiltes Trinken unterstützt ganz wesentlich die Ausschwemmung der Schadstoffe und verhindert Rückvergiftungen.

Sofern nicht anders verordnet, sollen **täglich, je nach Körpergewicht, 2–3–4 Liter Flüssigkeit getrunken werden!**

Das ist für viele schwer, besonders, wenn sie des Trinkens entwöhnt sind. Aber es ist für das Wohlbefinden während der Kur von großer Wichtigkeit. Auch bei allgemeinem Unwohlsein hilft vermehrte Flüssigkeitszufuhr und stellt meist schon in Kürze Wohlbefinden wieder her.

Durch die Folgen des sauren Regens und vieler anderer Umweltgifte ist der Organismus des heutigen Menschen meist enorm säurebelastet und verarmt an Basen bildenden Mineralstoffen wie Natrium, Kalium, Magnesium und Calcium.

Das heißt, dass je nach Fall ein- bis mehrmals täglich „Basenpulver" der Trinkflüssigkeit beigegeben werden soll (s. S. 70).

Dadurch wird die Tätigkeit der heute meist erheblich basenverarmten und damit „basenhungrigen" Basen bildenden Verdauungsdrüsen, wie Leber, Pankreas und Darmdrüsen, enorm unterstützt, die *Ausschwemmung* schädlicher Säuren beschleunigt und der Kurverlauf oft entscheidend erleichtert.

> Der Mayr-Arzt muss in der heutigen Zeit seinen Patienten empfehlen, die Trinkkur mit einer individuell zu dosierenden Menge (je nach Säurebelastung) von basischen Mineralstoffen („Basenpulver") zu ergänzen .

Der Kräutertee

Während tagsüber der empfohlene Kräutertee pur getrunken wird, können als *Abendtee* 2–3 Tassen Tee mit 1 Teelöffel (nicht mehr!) echten Bienenhonig (Gehalt an Spurenelementen) und etwas Zitronen- oder Orangensaft (Vitamin C) löffelweise (!) eingenommen werden. Nur bei löffelweiser Einnahme wird ein zufriedenstellendes Sättigungsgefühl erreicht. Dies kommt bei bloßem „Hinuntertrinken" des Tees nicht zustande. Sollten Honig oder Zitrone schlecht vertragen werden und Blähungen oder Auftreibung des Leibes verursachen, sind sie zu meiden.

Diese „blonden Tees" entfalten – weil man sie nur kurz ziehenlassen soll! – auf milde, aber beachtenswerte Weise ihre speziellen Wirkungen und können die Kur wohltuend unterstützen. Auch während des Tages sollen blonde Tees getrunken werden, dann aber immer nur pur! Andere Zubereitungsarten, wie Aufkochen des Tees oder langes Ziehenlassen, führen zum Verlust erwünschter Kräutersubstanzen, wie der wichtigen Duft- und Aromastoffe. Kräutertees sollen in Kräuterhandlungen, Reformhäusern, speziellen Kräuterapotheken besorgt werden, wo sie besonders frisch sind. Am besten sind die bei Wanderungen oder im Garten selbst gepflückten Kräuter.

Das Trinken von Kräutertee ist auch nach der Kur wichtig. Der heutige Mensch benötigt wegen der Umweltvergiftung auch im Alltag *mehr* an bekömmlicher Flüssigkeit. Häufiges Trinken geeigneter Heilkräutertees unterstützt die Entgiftungs- und Ausscheidungsvorgänge. Außerdem beinhalten Kräutertees Mineralsalze, Vitamine, Spurenelemente, Fermente, Duft- und Aromastoffe. (Mehr darüber in Rauch/Kruletz: *Heilkräuter-Kuren.*)

Alle säuernden Teesorten sind allerdings unbedingt zu meiden, wie rote Malve (Hibiscus, Nubienblüte), Früchtetees und Hagebutte!

Zu empfehlende heimische Mild-Heilkräutertees

Der kurerfahrene Arzt bestimmt die jeweils zu empfehlenden heimischen Mild-Heilkräuter (Mite-Phytotherapeutika). Je nach Bedarf kommen beispielsweise in Betracht:

- Lindenblüten – zur Unterstützung der Entgiftung über Nieren und Haut,
- Fenchel – zur Förderung der Entblähung und Darmentgiftung,
- Anserine – zur Entkrampfung von Darm und Nieren,
- Schafgarbe – zur Anregung des Pfortaderkreislaufs und der Funktionen im weiblichen Körper,
- Zitronenmelisse – zur Stärkung von Nerven, Herz und Frauenorganen,
- Zinnkraut – zur Förderung der Nierenausscheidung und Hautkräftigung,
- Johanniskraut – zur Beschleunigung der psychischen Regeneration.

Verhalten bei Hunger und Durst

Wird die Milchdiät vorschriftsmäßig gegessen, hält die Sättigung lange an. Hungergefühl außerhalb der Essenszeit ist äußerst selten. Es tritt fast nur dann ein, wenn hastig, schlampig oder sonst wie falsch gegessen wird (z.B. wenn man die Milch trinkt, anstatt sie zu löffeln) oder wenn die Semmeln zu frisch und weich sind.

Bei Hungergefühl oder Durst soll stets getrunken werden (Trinkkur!). Sollte einmal trotz Trinken eines warmen Kräutertees ein echtes Hungergefühl anhalten, so kann auch außerhalb der festgesetzten Essenszeit etwas von der Kursemmel, natürlich ideal verkaut, genossen werden. *Ein quälendes Hungergefühl darf während der Kur nie auftreten!* Mit zunehmender Gesundung schwindet auch bei schwierigsten Fällen das Essbedürfnis außerhalb der Essenszeiten von selbst.

Man verwechsle aber nicht ein echtes Hungergefühl mit „Gusto", dem Verlangen des verwöhnten Gaumens nach Abwechslung. Echter Hunger ist auch mit Semmeln zu befriedigen. Gusto will hingegen nur seine Delikatessen. Es ist wertvoll und heilsam, dieser Form von Versuchung erfolgreich Widerstand zu leisten.

Allgemeine Schonung

Wenn der Gesundheitszustand des Kurinteressierten nicht schon so sehr angegriffen ist, dass eine stationäre Behandlung in einer Kurklinik empfohlen werden muss, kann die Kur von vielen Berufstätigen während ihrer Arbeit durchgeführt werden. Dies gilt für körperliche wie für geistige Arbeit. Vom Metzger bis zum Landarbeiter, von der Hausfrau bis zur Juristin genau so wie vom Politiker bis zu den Universitätsprofessoren, haben praktisch alle Berufsarten diese Kur schon während ihrer Berufsausübung mit Erfolg durchgeführt.

Der Vorteil, ein derart wirksames Heilverfahren ambulant – also ohne Krankenhaus- oder Sanatoriumsaufenthalt, ja sogar ohne wesentliche berufliche Einschränkung – durchführen zu können, ist mit dem scheinbaren Nachteil verbunden, dass keine Mayr-Kur ohne Mayr-Arzt gemacht werden soll. Aber es ist verständlich, dass ein so grundlegendes Heilverfahren, eine so durchgreifende „Generalüberholung" des ganzen Organismus, unbedingt von erfahrener Hand geleitet und überwacht werden muss:

- Kurform und -dauer müssen auf die Beanspruchungen des Patienten und seine Reaktionen abgestimmt werden.
- Die Diätform muss zur rechten Zeit geändert werden.
- Die manuelle Bauchbehandlung darf nicht fehlen.
- Ferner entscheiden die Kurausleitung in eine milde Kostform und schließlich in eine gesündere Dauerernährung weitgehend über den Erfolg. Mehr darüber in dem Buch für Fortgeschrittene *Die F.X. Mayr-Kur und danach gesünder leben.*

Häufig fällt schon während der Kur die Berufsausübung wesentlich leichter. Nur bei besonderen Ausnahmen wird Liegen verordnet. Im Allgemeinen ist aber eine gewisse Schonung erforderlich:

- Eine halbe Stunde oder zumindest einige Minuten Ausruhen vor dem Essen, gelegentlich kleine Entspannungspausen und regelmäßiges **frühes Schlafengehen** (Schlaf vor Mitternacht!) sind **unbedingt erforderlich!**
- Abendliches Fernsehen belastet das vegetative Nervensystem, beeinträchtigt die Schlaftiefe und damit die Regeneration des Organismus. Es ist während der Kur zu meiden!
- Wegen Krisengefahr sind ebenfalls alle Arten von Übermüdung oder zu heiße Wannenbäder zu vermeiden!
- Darüber hinaus sollte mancher Patient den Anlass der Kur benützen, seinen Alltag besser geordnet, gelassener, ruhiger und ausgeglichener zu gestalten (Harmonie = Kräfteschonung). Innere und äußere Lebensunordnung, Zweigleisigkeit, Hetzjagd, sonstige Belastungsfaktoren sollten mit Kurbeginn weitestmöglich ausgeschaltet werden. (Über die entscheidende Wechselwirkung von seelischen und nervlichen Faktoren siehe S. 85.)

Das Heilprinzip Säuberung

Isotonische Karlsbader- oder Bittersalzlösungen reizen den Darm nicht. Sie wirken auflösend und ausspülend auf die an den Darmwänden haftenden Krankheits- und Giftstoffe.
F.X. Mayr

In einem Bericht aus dem weltberühmten Kurort für Verdauungskranke, Karlsbad, heißt es: „Ich sitze geruhsam auf meinem Waldbänkchen und lese die Zeitung. Plötzlich rast jemand vorbei, reißt mir die Zeitung aus der Hand und schlägt sich seitwärts in die Büsche. Ich rufe: ‚Herr, das ist ja die heutige Zeitung!' Darauf er: ‚Ja, aber auf die morgige kann ich nicht warten!'"

Auch bei der Mayr-Kur erfolgt die Unterstützung der Darmsäuberung durch *Karlsbader Salz* oder – meist etwas günstiger – durch das etwas intensiver wirkende Bittersalz (Magnesiumsulfat).

- Das Salz wird alltäglich, morgens nüchtern, so früh als möglich, gleich nach dem Aufstehen eingenommen.
- Man gibt einen gestrichenen Teelöffel Salz auf 1/4 Liter warmes Wasser und dazu – je nach Verordnung – einen Teelöffel Basenpulver (s. S. 70).
- Zur Geschmacksverbesserung kann am Abend vorher das Bittersalz mit etwas Wasser angesetzt und am Morgen mit heißem Wasser aufgefüllt werden.
- Außerdem darf man 3–5 Tropfen Zitronensaft beifügen, sodass der Geschmack bittersäuerlich, ähnlich einer Grapefruit, wird.
- Das Frühstück sollte frühestens 1/2 bis 3/4 Stunde später eingenommen werden, also dann, wenn die Salzlösung den Magen schon verlassen hat.
- Nach dem Bitterwasser-Trinken ist Bewegung (z. B. Morgengymnastik) zu empfehlen.
- In hartnäckigen Fällen kann der Arzt eine erneute Einnahme eine Stunde vor dem Mittagessen empfehlen – oder einen Einlauf (siehe S. 67).

Die Bittersalzlösung besitzt eine Konzentration, die ungefähr der des Blutes entspricht. Sie durchrieselt in natürlicher Richtung den Magen-Darm-Kanal, ohne die Darmschleimhäute zu reizen. Dabei löst sie allmählich dort haftende, oft zäh-klebrige bis verkrustete Kotreste ab und schwemmt sie dem Darmausgang zu.

Die darmreinigende Berieselung des gesamten Verdauungsschlauches durch die Bittersalzlösung.

Wer einmal in den porzellanweißen, glatten Toilettenmuscheln in öffentlichen WC-Anlagen die dort meist befindlichen braunen Verunreinigungen gesehen hat, die so fest haften, dass sie auch durch mehrfaches Spülen mit jeweils 25 Liter Wasser aus der Spülanlage nicht zu entfernen sind, kann sich eine Vorstellung machen, wie es im keineswegs so porzellanglatten Darminneren bei Darmträgheit aussehen mag. Oft kleben hier schon lange Zeit in den unzähligen Ausbuchtungen und Falten des langen Kanalsystems Kotreste, die nicht selten mit der Darmschleimhaut auf das Innigste verhaftet oder verbacken sind. Hier ist der „verschmutzte, versumpfte" Nährboden, den schädliche Darmbakterien als Brutstätte benutzen. Daher kann es kein Wunder sein, dass die Giftigkeit der zähklebrigen, durch die Kur in Bewegung gesetzten Schlacken nicht unerheblich ist und dass bei ihrer Aufwirbelung und Ausscheidung Reaktionen zustande kommen, die an leichte Vergiftungszustände erinnern (siehe S. 76).

Zumeist bewirkt die Ausscheidung der Darmschlacken zusammen mit der Bittersalzlösung eine ein-, zwei- bis dreimalige, flüssige bis flüssigbreiige Darmentleerung pro Tag. Gelangen besonders stark darmreizende Gifte zur Ausscheidung, können viel häufigere wässrige und meist übel riechende Entleerungen erfolgen. Die abgehenden, oft ätzend-aggressiv wirkenden Schlacken reizen dann mitunter zu zahlreichen Ausscheidungen in jeweils ganz kleinen Mengen. Gelegentlich schwillt auch die Afterschleimhaut vorübergehend an, rötet sich und fühlt sich wie wund an. Auch Verstopfung tritt auf, wenn darmlähmend wirkende Gifte zur Ausscheidung gelangen. In allen solchen Fällen weiß der darauf geschulte Mayr-Arzt Rat und rasche Abhilfe.

Solche Verunreinigungen lösen sich meist schon zu Beginn der Kur. Gelegentlich können unglaubliche Mengen übel riechender Stuhlmassen von missfarbiger, schwarzer, brauner, grauer, weißer oder grünlicher Färbung abgehen. Mitunter treten auch bis apfelgroße Kotsteine oder Schalen, Kerngehäuse und andere charakteristische Reste von Speisen zutage, die, soweit nachvollziehbar, vor Monaten zum letzten Male gegessen wurden. An Stellen, wo diese Rückstände geradezu krustenartig anhaften, kann die Ablösung Schmerzen verursachen. In den meisten Fällen erfolgen die Ausscheidungen jedoch nicht so auffallend. Bei ihnen muss meist mit allmählichem Abgang, der weniger intensiv verfärbt ist und weniger übel riecht, über längere Zeit hinweg gerechnet werden. Das

Auftreten des ständig hellgelben, geruchlosen Stuhles soll natürlich auch in diesem Falle erzielt werden. Hand in Hand mit der Reinigung des Darmes vollzieht sich auch eine Säuberung des Blutes sowie eine Entschlackung und Entsäuerung von belasteten Geweben, Gelenken und Gefäßen. Diese Blutreinigung erfolgt größtenteils zum Darm hin; sie bedient sich aber auch anderer Ausscheidungsorgane. Dazu gehören:

- die Nieren (dunkler, trüber, übel riechender „scharfer" Harn),
- die Haut (Ausdünstungen, übel riechender Schweiß) und
- die Schleimhäute des Mundes oder der Bronchien (übler Mundgeschmack und -geruch, Zungenbelag), bei Frauen auch der Scheidenschleimhaut (Scheidenausfluss).

Daher antwortete Pfarrer Kneipp einer Patientin in den „besten Jahren", die schon nach kurzer Behandlungsdauer ungeduldig wurde, sehr treffend: „So ein altes Haus putzt man nicht an einem Tage aus!"

Einläufe als Unterstützungshilfe

Bei schwierigen Kurverläufen, mangelhafter oder fehlender Darmentleerung oder bei starken Kurreaktionen kann der Arzt auch vorübergehend Einläufe als Unterstützungshilfe empfehlen.

Selbstdurchführung mit Einlaufgerät

Viele Personen scheuen sich vor dem Einlauf, weil sie glauben, es müsse ihnen jemand dabei behilflich sein. Die Selbstdurchführung ist aber jedem leicht möglich. Sie erfolgt am besten im Badezimmer, in Hockstellung, wobei die Spülkanne aufgehängt wird. (Abb. 23, S. 68)

Einlauf mit Klyso

Angenehmer und schneller erfolgt die Darmspülung mit einem Einlaufpumpschlauch wie dem Klyso (oder Klysopomp). Es ist ein Ventilschlauch mit einem kleinen Druckball, der beim Drücken einen einseitigen Durchlauf des Wassers ermöglicht. (Abb. 24, S. 69)

Mühelose Selbstdurchführung mit Klyso

- Vor Gebrauch wird der weiße Klistierstift etwas eingefettet, dann das andere Schlauchende in ein mit warm-heißem Wasser gefülltes

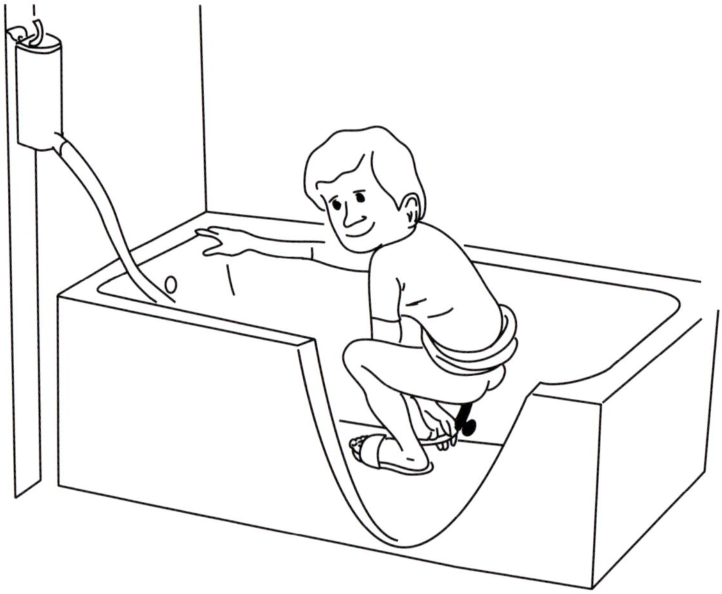

Abb. 23: Einlauf mit Einlaufgerät

Waschbecken (oder Gefäß) eingetaucht und der Druckball so lange gedrückt bis er sich mit Wasser gefüllt hat.

- Im Stehen führt man den Klistierstift in den After und pumpt kontinuierlich das warme, nahezu heiße Wasser in den Darm. Nur warm-heißes Wasser löst Darmverkrampfungen auf. In das Wasser können ein bis zwei Teelöffel Meersalz gegeben werden.
- Erst bei Auftreten eines starken Entleerungsdranges beendet man das Pumpen und entleert den Darm.
- Meist werden 10–20–30 Ballonentleerungen benötigt.

Diese Prozedur dauert wenige Minuten. Die Spülung des unteren Darmes mit warmem Wasser kann bei Bedarf mehrmals täglich vorgenommen werden. Sie erübrigt sich meist nach wenigen Tagen. Der Ventilballon eignet sich durch seine Handlichkeit auch zum Mitnehmen auf Reisen als verlässlicher „Retter in der Not".

Der Klyso ist in guten Sanitätsgeschäften erhältlich. Er ist das wohl einfachste Medizinalgerät und dennoch sehr wirksam.

Falls Einläufe empfohlen wurden, lasse man sich nicht beirren, wenn schon vor dem Einlauf Stuhl entleert wurde oder wenn die Wiederholung des Einlaufs fast nur mehr klares Wasser zutage bringt! Fast immer beinhaltet auch dieses klare Wasser reichlich Krankheits- und Ballaststoffe aufgelöst, wodurch es oft äußerst giftig ist. Dies beweist auch der häufig penetrante Geruch der Entleerungen sowie die Befreiung, die der Patient nach jedem Einlauf verspürt.

Nach dem Gebrauch ist der Klyso mit Essigwasser durchzuspülen: Ein Schuss Essig auf ein Glas Wasser.

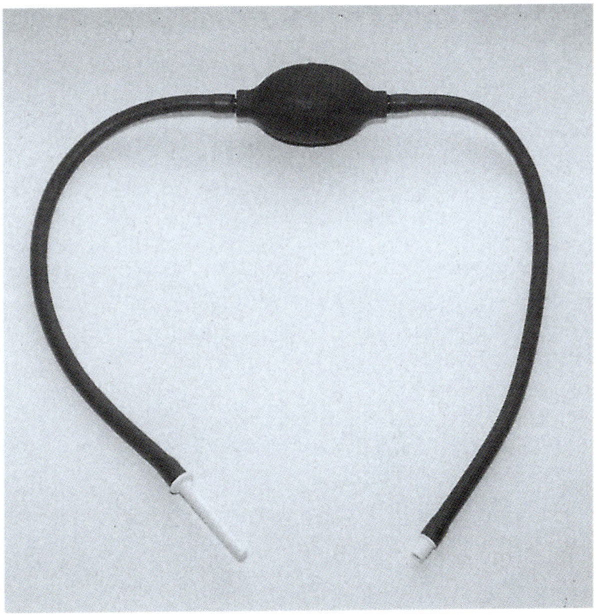

Abb. 24: Der Klyso. Das beste Gerät zur einfachen Selbstdurchführung eines Einlaufes.

Die Entsäuerung

Wenn der Mensch das, was er isst, nicht richtig verdaut,
wird er zu einer Sumpfpflanze, die versäuert
wie das Gras auf einer sumpfigen Wiese.
F.X. Mayr

Ein wesentlicher Bestand des Heilfaktors Säuberung ist die Entsäuerung. Dies gilt besonders für den heutigen Menschen. Er weist eine noch viel stärkere Säurebelastung auf als frühere Generationen. Heute wird unvergleichlich mehr als früher säuernde Kost verzehrt, tierisches Eiweiß, Zucker, Teigwaren und Industrieprodukte. Und viele vermeintlich Ernährungsbewusste haben sich in einen Rohkost- und Ballaststoff-*Über*konsum verstiegen. Sie bedenken nicht, dass jeder *Über*konsum, also jede eingenommene Nahrungsmenge, die größer ist als die vorhandene Verdauungskraft – unweigerlich zur zumeist sauren Speisenzersetzung führt.

Auch Bohnenkaffee, Alkohol, Nikotin sowie die meist Säure spendenden allopathischen Medikamente, ferner Stress, Hetze, Ängste, Frustrationen, Bewegungsmangel, nicht zuletzt der saure Regen, Kunstdüngung und andere Umweltgifte vermehren die Säurebelastung des heutigen Menschen.

Aus diesen Gründen muss die Mayr-Kur heute zur Intensivierung der Entsäuerung des Organismus mit Basen spendenden Mineralstoffen unterstützt werden. Dazu haben sich von den zahlreichen Basenmitteln besonders die eigens für diese Aufgabe zusammengestellten Basenpulver bewährt, wie beispielsweise:

Basenpulver III nach Rauch

Basenpulver III nach Rauch

Zusammensetzung

Magnes. citr.	20,0
Kalium hydrogencarb.	10,0
Natrium monohydrogenphos.	10,0
Kalium citr.	15,0
Calcium carbon.	60,0
Natrium hydrogencarb.	85,0

Dosierung

2–3 x tgl. 1 TL auf 1/4 bis 1/2 l Wasser trinken.

Dieses Pulver kann jede Apotheke herstellen. Die erste Dosis wird am besten dem morgendlichen Bitterwasser beigemengt, die weiteren Einnahmen erfolgen im Laufe des Vor- oder Nachmittags, die Letzte abends. Basenpulver dürfen nicht kurz vor oder nach Mahlzeiten eingenommen werden. Basenpulver beschleunigen maßgeblich den Kurerfolg.

Das Heilprinzip Schulung

Der Verdauungsschlauch ist bei keinem Menschen in seinem ganzen Verlauf überall gleichermaßen geschädigt. Erschlaffte lahme Abschnitte wechseln mit normal funktionierenden und mit übererregten, übervehement arbeitenden oder aber krampfhaft (spastisch) verschnürten Partien ab.

So kommt es, dass eine Schulung des Darmes, d.h. Rückführung zur normalen Tätigkeit, niemals durch chemische Abführmittel oder übertriebene Mengen an Rohkost, Weizenkleie, schwerste Vollkornbrote, Mehrkorngerichte, Kruska und dergleichen erfolgen kann.

Diese allesamt peitschen nämlich den Darm in allen seinen Abschnitten auf, was besonders die ohnehin schon überreizten, entzündeten und verkrampften Anteile weiter reizt und den Schaden nur vergrößert. Große Rohkostmengen verursachen Gärungsprozesse im Darm, die zwar gärig-breiige Stühle provozieren, aber den Darm reizen, Blähungen erzeugen und Selbstvergiftung mit Gärgiften (Säure und Fusel) verursachen.

Die manuelle Bauchbehandlung ist ein unverzichtbarer Bestandteil jeder Mayr-Kur.

Demgegenüber wendet Dr. Mayr eine kunstvolle Tastmassage des Bauches, seine **manuelle Bauchbehandlung**, an. Dabei tastet der hierfür geschulte Arzt mit behutsamer Hand den jeweiligen Zustand der Darmabschnitte aus und behandelt sie dementsprechend mit mehr oder weniger sanft drückenden Bewegungen.

Die manuelle Bauchbehandlung erhöht und vermindert in rhythmischer Abfolge den Bauchinnendruck und bewirkt dadurch eine

- **Steigerung der spezifischen (arteigenen) Darmtätigkeit**
  Die Aufsaugung (Resorption) von Nährstoffen in das Blut geht intensiver vor sich, und umgekehrt wird die Ausscheidung von Schlacken aus dem Körper in den Darm gefördert. Als Folge zeigt sich schon nach kurzer Behandlungsdauer eine messbare Verkleinerung und Verschmächtigung des Leibes, weiterhin eine Rückbildung des Zwerchfellhochstandes und das Auftreten eines meist flüssigen Inhaltes im aufsteigenden Dickdarm.
- **Verbesserung der Zirkulation im Bauchraum**
  Durch die rhythmische Druckänderung werden Blut und Lymphflüssigkeit, die sich an erkrankten und entzündeten Stellen gestaut haben, in den Blutkreislauf weggesaugt und von sauerstoffreichem Blut bzw. frischer Lymphe ersetzt. Dementsprechend bilden sich entzündliche Prozesse bereits nach kurzer Zeit zurück, spürbar an der Minderung bzw. am völligen Schwinden des Druckschmerzes. Sämtliche Organe des Bauches werden durch die Saug- und Pumpwirkung der Behandlung besser durchblutet, was sich in einer Erwärmung dieses Körperteils bemerkbar macht.
- **Fortschreitende Erholung der Verdauungsdrüsen**
  bewirkt durch verbesserte Darmtätigkeit und Zirkulation; z.B. wird eine gestaute Leber rasch kleiner und weicher, ihre Druckempfindlichkeit und jene der Gallenblase lässt spürbar nach.
- **Reinigung des Blutes durch gesteigerte Ausscheidung**
  von Stoffwechselschlacken in den nun intensiv arbeitenden Darm,

erkennbar an der sich spannenden Haut des Gesichtes. Vorhandene Falten glätten sich etwas, sodass ein frischer Gesichtsausdruck entsteht. Das gereinigte Blut lässt das Gesicht frischer und rosiger erscheinen. Blutreinigung und Zirkulationsanregung ergeben auch eine Straffung (Tonisierung) des Herzens, was durch Abklopfen und Abhorchen vor und nach der Behandlung feststellbar ist.

- **Verbesserung der Atmung**
  Die Beweglichkeit des Zwerchfells, die vom Bauchraum her oft deutlich eingeschränkt ist, wird verbessert und jeder Zwerchfellhochstand messbar rückgebildet. Dadurch kann die normale Bauchatmung intensiver einsetzen. Als Folge werden die Lungen besser durchlüftet und mehr Kohlensäure und andere ausscheidungspflichtige Gase abgeatmet. Hand in Hand damit wird die Sauerstoffzufuhr für den gesamten Organismus entsprechend vermehrt.
- **Aussprache mit dem Arzt**
  Im Rahmen der Bauchbehandlung lassen sich in entspannter, wohltuender Atmosphäre alle Kurfragen und sonstigen Probleme mit dem Arzt besprechen.

Es ist verständlich, dass eine so eingreifende Behandlung nur vom eigens dafür geschulten Arzt durchgeführt werden kann.

Die humoristische Darstellung der manuellen Bauchbehandlung auf der Abbildung 25 möge allerdings mehr der Erheiterung als der Sachinformation oder dem Erwecken falscher Hoffnungen dienen.

Heilprinzip der Schulung

Zum Heilprinzip der Schulung gehören außerdem:

- Training des richtigen Essens (Esskultur nach Mayr, siehe S. 118).
- Training der Selbstdisziplin. Dazu gehört auch, „Nein danke!“ sagen zu können (auch nach der Kur!) bei ungesunden, lukullischen Verführungen, Schleckereien, Essen aus Langeweile, Naschen.
- Abgewöhnung der unnötigen (und daher schädlichen) Zwischenmahlzeiten.
- Vermehrtes Trinken von bekömmlichen Getränken. Der heutige Mensch sollte weniger essen aber viel mehr trinken.

Was man während der Kur erlernt, kann man nach der Kur leichter fortsetzen.

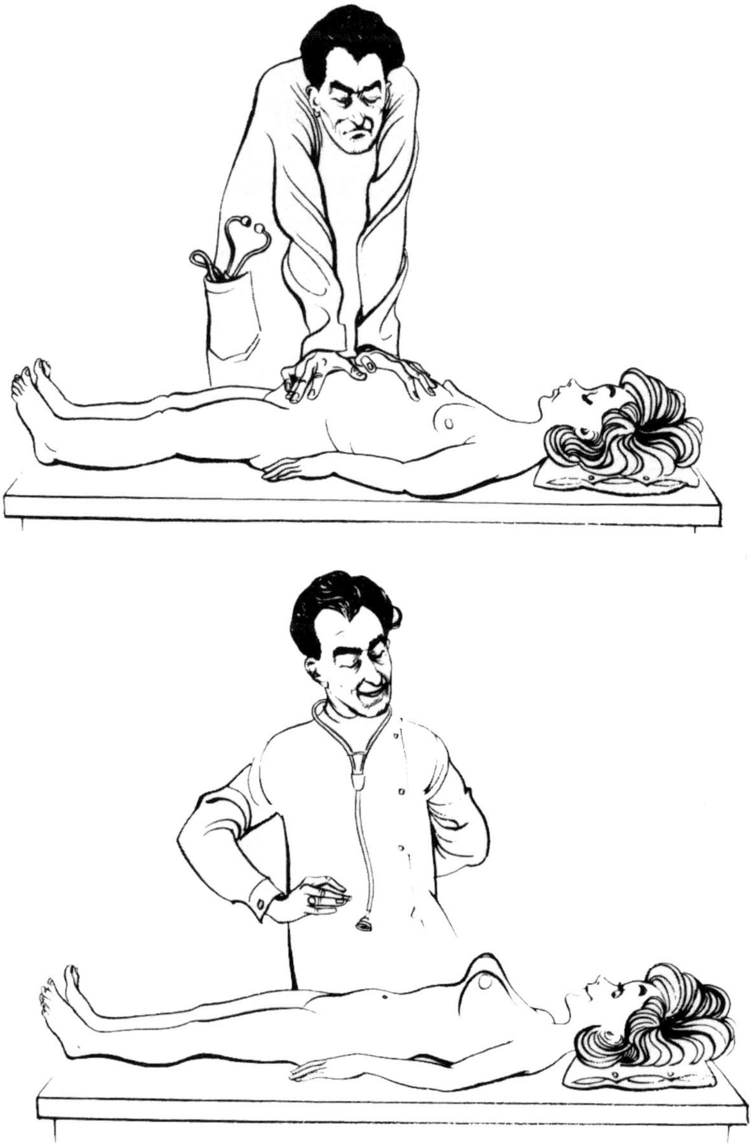

Abb. 25: Dass der Erfolg unserer Heilbehandlung immer so augenfällig zutage tritt, kann nicht ausnahmslos garantiert werden!

Die Schon- und Säuberungskur mit erweiterter Milchdiät

Diese Kurform wird entweder im Anschluss an die Milch-Semmel-Diät durchgeführt oder die Kur wird in dieser Form begonnen. Dabei kommen als Zusatz zu den schon zuvor angeführten Lebensmitteln je nach ärztlicher Empfehlung in Betracht:

- **Morgens**
  Topfen (Quark), Rahm- oder Hüttenkäse, Gervais oder Schafskäse, evtl. etwas Butter (oder bei Unverträglichkeit das pflanzliche Alsan).

- **Mittags**
  Wie oben, kann fallweise zusätzlich ein weiches Ei, eine Basensuppe oder Putenbrust oder -wurst eingenommen werden. Oder es wird zur Milch eine Pellkartoffel erlaubt.

- **Abends**
  Kräutertee wie bisher, evtl. mit einer Kursemmel.

Auch bei dieser und der nächsten Kurform kommt es auf gründlichstes langsamstes Essen nach Vorschrift an, sowie auf möglichste Monotonie, also Einförmigkeit bei der Speisenauswahl.

Es soll nicht alles Erlaubte durcheinander gegessen werden und kein Wechseln in der Kostauswahl stattfinden. Die Monotonie ist ein wichtiger Schon- und Heilfaktor!

Die Schon- und Säuberungskur mit Milder Ableitungsdiät (Milde Ableitungskur)

Die Schon- und Säuberungskur mit erweiterter Milchdiät wird schließlich in die Milde Ableitungsdiät übergeleitet.

- **Morgens**
  kann zusätzlich $^{1}/_{2}$ Banane erlaubt werden, darüber hinaus Haferflocken- oder andere gekochte Getreideschleime oder -breie.

- **Mittags**
  werden Basensuppen empfohlen, das sind pürierte Gemüsesuppen ohne Mehl mit Frischkräutern.
  Weiterhin Pellkartoffeln, zarte gedämpfte Gemüse, besonders Wurzelgemüse, Fenchel, Zucchini, Melanzani, Blattspinat (ohne Zwiebel und Knoblauch).
  Bei Fleischerlaubnis kommen auch Pute, Huhn, Kalb, Lamm sowie Kochfisch in Betracht, ferner kaltgepresste Öle und Frischkräuter.

Die Milde Ableitungsdiät ist in drei Stufen gegliedert. Sie beginnt mit der leichtesten Verdaulichkeitsstufe 1 und reicht bis zur breit gefächerten, etwas schwerer verdaulichen Stufe 3. Die Letztere stellt bereits einen fließenden Übergang zur allgemein zu empfehlenden Kost nach Kurende dar.

Je strenger die Diät, desto intensiver die Heilvorgänge.

Im Buch *Milde Ableitungsdiät* ist die gesamte Milde Ableitungskur mit allen ihren Kochrezepten detailliert beschrieben. Dabei kommt es auf eine ganz einfache Küchentechnik an, mit deren Hilfe die Lebensmittel besonders bekömmlich und wohlschmeckend zubereitet werden.

Die Milde Ableitungsdiät stellt die Grundlage dar für die jedem Kurpatienten zu empfehlende Neuorientierung der Ernährungsweise nach der Kur.

Die Mayr-Kur verfolgt zwei Ziele

- Das erste Ziel ist die im Rahmen des jeweils Möglichen beste **Verbesserung des Gesundheitszustandes** des Kurenden. Dieser Zustand trifft allerdings nicht schon während des Kurens ein, sondern in vielen Fällen erst 1–2–3 Monate nach Abschluss der Kur. Der Organismus benötigt meist einige Zeit, um sich ganz auf die erneuerte und verbesserte Situation mit allen ihren Auswirkungen einzustellen und durchgreifende Regeneration zu erreichen.
- Das zweite Ziel besteht in der Erhaltung und tunlichst weiter fortschreitenden Verbesserung des gewonnenen Zustandes. Dazu soll die durch die Kur in Gang gesetzte **Neuorientierung der Ernährungsweise** mit logischer Konsequenz fortgesetzt werden.

Der Patient soll nach der Kur nicht wieder in die früheren Fehler, sozusagen in den „alten Schlendrian", verfallen, der zuvor schon, oft durch sehr lange Zeit, die Gesundheit untergraben hat.

Vielmehr soll sich der Kurende mithilfe der gewonnenen Erkenntnisse und guten Vorsätze nach der Kur viel geordneter, bewusster und gesünder ernähren.

Er soll die Chance der Kur nicht verschlampen lassen, gleich nach der Kur einen idealen Einstieg in eine gesündere Lebensweise für den Alltag gewonnen zu haben. Denn gegen Kurende fällt es verhältnismäßig sehr leicht, mit bisherigen ungesunden Gewohnheiten nicht wieder zu beginnen. Die Kurerfahrungen und der gewonnene verbesserte Zustand helfen dann mit, viele bisherige „Sünden" und Ernährungsfehler abzustellen und durch bekömmliche Alternative zu ersetzen. Das Gespräch mit dem Mayr-Arzt kann auch hier eventuelle Unklarheiten beseitigen.

Der Behandlungsverlauf

Allgemeines

Dauer und Verlauf der Kur hängen individuell vom Zustand des Patienten, seiner Vitalität und seinem Heilvermögen, sowie von der Einhaltung der Vorschriften ab. Den meisten fällt die ganze Kur unerwartet und überraschend leicht. Echtes Hungergefühl tritt nur in Ausnahmefällen auf, wobei der Arzt jederzeit entsprechende Entscheidungen treffen kann. Ein „Hungerleiden" darf es während der Kur nicht geben! Anders ist es – was häufig vorkommt –, wenn nicht gründlich gekaut und eingespeichelt wurde. Hier schafft Selbsterziehung zum richtigen Essen sofort Wandel.

Ein „Hungerleiden" darf es während der Kur nicht geben!

Die Krise

Wie schon besprochen, kann es als Folge der Säuberung zur stoßartigen Aufsaugung von Zersetzungsprodukten in das Blut kommen. Diese „Rückvergiftung" des Organismus mit den in Bewegung geratenen Schlacken bezeichnet man als Krise.

Sie kann sich äußern in Kopfschmerzen, Appetitlosigkeit, Ekel vor Nahrungsaufnahme oder Übelkeit, Benommenheit, Schwindelgefühl, schlechter Laune und Gereiztheit, bleierner Müdigkeit, Schwächegefühl, Sehstörungen und anderem mehr.

Die Krise beginnt meist plötzlich, dauert Minuten bis Stunden, gelegentlich Tage. Viele Patienten, bzw. ihre Angehörigen, sehen in den Krisenerscheinungen einen durch „Unterernährung“ herbeigeführten Schwächezustand. Diese Auffassung erweist sich schon deshalb als vollkommen falsch, weil bei Fortsetzen der bisherigen Diät stets wieder Wohlbefinden eintritt, sobald die Giftwelle, die den Körper überflutet hat, abgeebbt und der Giftstoff ausgeschieden ist.

Es können aber auch Organreaktionen im Sinne von „Heilungsschmerzen“ auftreten, z.B. Anschwellen der Gelenke, falls ältere Gelenkleiden bestehen, oder Schmerzen in verschiedenen Geweben bei Weichteilrheumatismus, Schmerzen in der Gallenblase, falls ein Gallenleiden vorliegt. Bei älteren Entzündungsprozessen im Magen, Dünndarm oder Dickdarm, vor allem an den Dickdarmecken oder in den Eierstöcken, können in diesen Organen Schmerzen auftreten. Es reagieren aber immer nur Organe, die nicht gesund sind.

Erste Krisenzeichen

Schon beim ersten Krisenzeichen soll man reichlich trinken und so die Giftausschwemmung vorantreiben. Mit der Beseitigung der Ursache schwindet auch ihre Auswirkung.

Die Ursache des Heilungsschmerzes wird aus dem Werdegang des chronischen Prozesses verständlich: Aus dem beschwerdefreien Gesundheitsstadium (G) entsteht durch Schädigung das **akute Erregungsstadium** (E), das schmerzhaft ist. Wenn nicht Heilung eintritt, geht dieses in das **chronische Lähmungsstadium** (L), in den alten Prozess über. Dieser ist häufig beschwerdefrei durch narkoseartige Lähmung der Nervenenden.

G	➜	E	➜	L
Gesundheitsstadium	➜	Erregungsstadium (akut, schmerzhaft)	➜	Lähmungsstadium (chronisch) (oft beschwerdefrei) (oft scheinbar gesund)

Der Rückweg durchläuft dieselben Stationen: Der chronische Prozess gelangt in das Erregungsstadium zurück, wird akut, (Heilungs)Schmerzen treten kurzfristig auf, bis der endgültige Übergang in das Gesundheitsstadium erfolgt ist:

L	➜	E	➜	G
Lähmungsstadium	➜	Erregungsstadium (schmerzhaft)	➜	Gesundheitsstadium

Die durch die Kur aktivierten Heilkräfte überprüfen die Organe in unbestechlicher Weise auf ihren wahren Gesundheitszustand. Das oft gerade noch rechtzeitige Aufflackern versteckter Krankheitsherde und ihre schließliche Ausheilung erweist sich dabei besonders segensreich.

Was sich während der Krise im Körper abspielt, können täglich badende Patienten anschaulich beobachten. Das ansonsten verhältnismäßig reine Badewasser ist an Krisentagen schmutzig, die Badewanne weist einen grauschmierigen Schmutzrand auf. Daraus kann auf Abgang beträchtlicher Schlackenmengen durch die Haut geschlossen werden. Weitere Symptome der krisenhaften Reinigung sind Hautausdünstungen, missfarbige, übel riechende Stühle, Mundgeruch und trüber, scharfriechender Harn. Bei Frauen kann Scheidenausfluss vorübergehend auftreten bzw. sich steigern.

Hilfen in der Krise

Die wirksamsten Hilfen in der Krise sind

- manuelle Bauchbehandlung,
- viel und oft trinken,
- Wechselduschen, Baden, Abwaschen des Körpers sowie
- das Gehen in flottem Tempo in frischer Luft.

Dadurch kommen die Gifte rasch zur Ausscheidung und das Wohlbefinden tritt wieder ein.

Objektive Kriterien der Gesundung

Um einer weit verbreiteten Meinung entgegenzutreten: Das Körpergewicht und dessen Veränderung stellen weder wesentliche noch verlässliche Gesundheitskriterien dar. (Der Magere nimmt während der Kur meist wenig oder gar nicht an Gewicht ab, während der Dicke meist beträchtlich an Gewicht verliert.)

Hingegen besitzen wir in der Diagnostik von Dr. Mayr einen objektiven Wegweiser, der am Körper, von oben nach unten beobachtet, besonders folgende Zeichen untrüglicher, allgemeiner Gesundheitsverbesserung erkennen lässt.

Zeichen allgemeiner Gesundheitsverbesserung sind

- Verkleinerung und Straffung des Gesichtes,
- Rückbildung der Vergiftungszeichen (siehe Abb. 15–20),
- Verminderung von Doppelkinn und Falten,
- Normalisierung der Körperhaltung (siehe Abb. 7–13), damit auch des Halses nach Form und Länge,
- Verminderung des Abstandes zwischen den Schulterblättern,
- Schlankerwerden der unteren Brustkorbpartien und der Hüften,
- Verkleinerung und Weichwerden des Bauches,
- Wiederbildung der Taille,
- Einziehung des hervorstehenden Gesäßes durch Verkleinerung der abnormen Beckenneigung,
- Verminderung vermehrter Wirbelsäulenkrümmungen wie überhaupt
- eine zunehmende Wohlgestaltung des Körpers.

Gesundheitsverbesserung

Als Kriterium der Gesundung ist auch die Haut zu beachten, die schließlich ihre Spannkraft so verbessern muss, dass hängende Partien am Körper – ungeachtet einer Gewichtszu- oder -abnahme – sich zurückbilden. Diese Behandlungsergebnisse treten mitunter erst einige Monate nach Kurabschluss voll zutage. Je schlechter der Hautzustand ist, desto länger braucht die Regeneration.

Verständlicherweise können auch Röntgen-, Ultraschall- und andere vorher abnorme Befunde objektive Gesundungsvorgänge dokumentieren, wie beispielsweise die Ausheilung von Magen-Zwölffingerdarm-Geschwüren. Bei der überwiegenden Mehrzahl aller abnormen *Laborbefunde* bringt die Kur eindeutige, „signifikante" Verbesserungen. Wie deutlich diese ausfallen können, zeigt beispielsweise der folgende Fall:

- **Fall 4:** Verleger, 60, gelb-graue Gesichtsfarbe, Großtrommelträgerhaltung, Enteropathie mit Gasbauch und Leberschwellung.

Er klagt über Leistungsabfall, Depressionen, Alterungserscheinungen. Bei Stress trinke er zu viel Alkohol. Nach starken Entgiftungskrisen zu Kurbeginn geht es dem Patienten rasch besser. Nach 4 Wochen sind Gesichtsfarbe, Leber und Haltung enorm verbessert. 8 kg Gewichtsverlust. Er selbst bezeichnet sein Befinden als hervorragend. Dies bestätigen auch die **Veränderungen seiner abnormen Laborwerte innerhalb von 4 Wochen.**

	Anfangswerte		Kurabschlusswerte	Normalwerte
Leberwert GOT	84	→	29	bis 18 U/l
Leberwert GT	404	→	172	bis 28 U/l
Blutzucker	139	→	83	bis 100 mg/dl
Harnsäure	9,2	→	6,0	bis 7 mg/dl
Cholesterin	321	→	262	bis 200 mg/dl
Triglyceride	460	→	114	bis 150 mg/dl

Dazu ist zu ergänzen, dass sich die Werte **nach** Kurende noch weiter zu verbessern pflegen. Die besten Werte sind meist erst 6–10 Wochen nach Kurende zu erwarten. Die Rückbildung krankhafter Befunde erfolgt zwar nicht immer so spektakulär wie oben, jedoch treten im Rahmen der realistisch zu setzenden Erwartungen meist äußerst befriedigende, ja oft sogar fast unglaubliche Verbesserungen ein. Da diese der jeweils erzielten Allgemeingesundung des Patienten durchaus entsprechen, werden sie in den weiteren Fallbeschreibungen nicht mehr extra angeführt.

Veränderungen der abnormen Laborwerte innerhalb von 4 Wochen. Beste Veränderungen 1 bis 3 Monate nach der Kur.

Weitere charakteristische Fälle

- **Fall 5:** Ärztin, 28, Entenhaltung, Erschlaffungsstadium der Haut, erkrankte nach Entbindung an einem Gallenleiden.

Trotz 6-monatiger Behandlung durch namhafte Klinikärzte keine Besserung, ständige Schmerzen, Arbeitsunfähigkeit, 15 kg Gewichtsverlust, völlig heruntergekommen. In ihrer Verzweiflung griff sie zum „Strohhalm“ und führte unter Leitung eines Schülers von Dr. Mayr eine strenge Darmschonkur durch. Nach 5 Wochen wurde sie endgültig beschwerdefrei, voll arbeitsfähig und nahm an Gewicht zu. Das Erschlaffungsstadium der Haut ging in das Quellungsstadium über, die Leistungsfähigkeit war nun phänomenal.

Zu dieser Zeit war der Autor dieses Buches noch als Klinikarzt tätig und hegte allen Heilverfahren gegenüber, die nicht auf der Hochschule gelehrt wurden, große Skepsis. Dennoch entschloss er sich angesichts dieser und anderer verblüffender Erfolge durch Mayr-Kuren – nachdem er selbst entsprechende Ausbildung in diesem Heilverfahren erhalten und selbst, mit Dr. Mayr, am eigenen Körper die Wirksamkeit der Kur kennen gelernt hatte – die Methode Dr. Mayrs an einigen anscheinend verzweifelten Fällen zu erproben:

- **Fall 6:** Postbeamter, 30, lässige Haltung, vor 3 Jahren Gallenblasenentfernung, seither ständiger Druckschmerz im rechten Oberbauch, häufig schwerste kolikartige Schmerzanfälle.

Patient lag bereits 6 Wochen im Krankenhaus und erhielt auf Anordnung des leitenden Professors unter anderem fast täglich stärkste schmerzstillende Injektionen. Trotz aller Therapie keine Besserung, Patient vollkommen verzweifelt. Nach Entlassung Durchführung der Mayr-Kur: nach 10 Tagen keine Anfälle mehr, Rückbildung der starken Leberschwellung, sichtliche Erholung. Nach 6 Wochen vollkommen beschwerdefrei.

- **Fall 7:** Druckereibesitzer, 58, angedeutete Großtrommelträgerhaltung, Erschlaffungsstadium der Haut, seit 3 Wochen in der Klinik liegend wegen Angina-pectoris-artigen Anfällen mit Herzschmerz, Todesangst, Vernichtungsgefühl.

Trotz intensiver medikamentöser Therapie, strengster Bettruhe und anderen Verordnungen keine Besserung. Da die Anfälle durch Zwerchfellhochstand ausgelöst wurden, führte der Autor einmal anstelle der verordneten opiumhaltigen Injektion eine manuelle Bauchbehandlung durch, worauf der Patient nach einigen Minuten völlig beschwerdefrei wurde. Patient führte nach der Entlassung aus dem Krankenhaus die Mayr-Kur durch, die Normalisierung der Haltung, Senkung des Zwerchfells (etwa um 10 cm!) und völlige Befreiung von den Anfällen erbrachte. Ohne Verwendung von Medikamenten besteht seither Beschwerdefreiheit, Patient fühlt sich „wie neugeboren“.

- **Fall 8:** Sekretärin, 35, Anlaufhaltung, Schwundstadium 1. Grades, frisches Magengeschwür, seit 6 Jahren Zwölffingerdarmgeschwür.

Da alle Kuren, Diät und Verordnungen ohne Ergebnis geblieben sind, Klinikeinweisung zur Entfernung von $^2/_3$ des Magens (Billroth-II-Op.). Auf Vorschlag des Autors, noch eine Mayr-Kur zu versuchen, bat Patientin den Chirurgen um Entlassung aus der Klinik und Verschiebung ihrer Operation um 9 Wochen. Der Professor antwortete: „Sie können noch versuchen, was Sie wollen, aber um die Operation kommen Sie nicht herum!“ Nach 8-wöchiger Mayr-Kur ergaben die Röntgenbilder völlige

Ausheilung der Geschwüre. Patientin ist seither frei von Geschwür-Rückfällen und Magen-Darmbeschwerden.

▶ **Fall 9:** Professor, 59, Sämannhaltung, Erschlaffungsstadium der Haut, beträchtlicher Herzmuskelschaden, Leberschwellung, Ödeme, Blutdruck 240/100, Ohrensausen, Kopfdruck.

4-wöchige Klinikbehandlung ergab vorübergehende Besserung. 9 Wochen nach Entlassung waren trotz fortgesetzter Behandlung die Beschwerden wieder aufgetreten. Anstelle der empfohlenen erneuten Klinikeinweisung führte Patient Mayr-Kur durch, die den Blutdruck auf 155/85 senkte und Herzerweiterung, Leberschwellung und Ödeme zur Rückbildung brachte. Patient fühlt sich leistungsfähiger und jünger als vor Jahren, führt alljährlich eine Schonkur durch.

▶ **Fall 10:** Industrieller, 60, Großtrommelträger, Erschlaffungsstadium, Lippen bläulich, Herzverfettung, Leberschwellung, Kurzatmigkeit, Nervosität, totale Erschöpfung.

Seit 5 Jahren in vorwiegender Injektionsbehandlung bei Herzspezialisten. Abmagerungskuren mit „appetitzügelnden“ Medikamenten und Versuche von „Hungerkuren“ jedes Mal wegen gesteigerter Nervosität abgebrochen. Führt Mayr-Kur mit Gattin und Tochter gemeinsam durch. Verspürt hierbei keinen Hunger, Nervosität verringert sich bald (Entfernung der nervenreizenden Darmgifte!), Herzbeschwerden und Atemnot mindern sich von Tag zu Tag. Nach 6-wöchiger Kur 12 kg Gewichtsverlust, Lippen hellrot, alle Befunde überzeugend gebessert. Patient fühlt sich wie „in den besten Lebensjahren“.

▶ **Fall 11:** Klosterschwester, 28, lässige Haltung, Schwundstadium 2. Grades, graue Gesichtsfarbe, Stuhlverstopfung seit Pubertät, nimmt täglich bis 10 (!) starke Abführmittel, dennoch nur 1- bis 2-mal wöchentlich Stuhlgang.

Einläufe oft erfolglos, schwerste Bauchkrämpfe, verträgt fast kein Essen, täglich wiederholtes Erbrechen. Auch nach 6-wöchiger Klinikbehandlung keine wesentliche Besserung. Patientin erhält daher, da sie von auswärts kommt, Urlaub zur Durchführung einer Mayr-Kur. Nach 3-wöchiger strenger Kur zum ersten Mal tägliche Stühle (noch missfarbig und übel riechend), verträgt Diät, nach 7-wöchiger Kur Bauch weich, schmerzfrei, rosa Gesichtsfarbe, nur mehr Schwundstadium 1. Grades, Stuhl geregelt. Schon während der Kur 3 kg, nachher noch 4 kg Gewichtszunahme. Gleichzeitig bestehende Blutarmut deutlich rückgebildet, bei Nachbehandlung völlig geschwunden. Patientin wieder voll leistungsfähig.

- **Fall 12:** Hausfrau, 38, Entenhaltung, kann sich seit 1/2 Jahr nur mehr mühsam mit 2 Stöcken fortbewegen. Rücken „ganz steif“, starke Schmerzen in Kreuzgegend, ausstrahlend in beide Beine.

Zahlreiche Injektionskuren, mehrere Serien von Infiltrationen durch Spezialisten, Bäderkur, Massagen, Verordnungen ohne Erfolg. Patientin völlig verzweifelt. Hier wurde die Mayr-Kur kombiniert mit spezifischen Massagen des bestehenden schweren Weichteil-Rheumatismus. (Massagen haben viel mehr Erfolg, wenn durch gleichzeitige Darmreinigung die ausmassierten Säureablagerungen durch den ableitenden „Sog“ nach außen mit Stuhl und Harn ausgeschieden werden. Ohne diesen Sog verbleibt ein wesentlicher Teil der aufgerührten Gifte im Körper und lagert sich allmählich wieder ab.)

Nach 8-wöchiger Kur ist Patientin fast voll beweglich, agil und frisch, Beschwerden nur bei Witterungswechsel. Das Kontroll-Röntgenbild zeigt statische Normalisierung der Wirbelsäule. Lediglich die Lendenwirbelsäule weist noch Fehlstellungen auf, was noch Unsicherheit und Schwäche im rechten Bein verursacht. Nach einigen chirotherapeutischen Behandlungen ist absolute Bewegungsfreiheit wiederhergestellt. Stock wurde nie mehr benötigt.

- **Fall 13:** Architekt, 58, Sämannhaltung, fühlt sich nicht krank und nicht gesund. Leistungsschwäche, Konzentrationsschwierigkeit, „Ermüdungsanfälle“, lebensüberdrüssig, ohne hierfür Gründe angeben zu können. Stuhl regelmäßig. Charakteristischer Fall starker „Selbstvergiftung vom Darm“.

Bisherige medikamentöse Therapien ohne jeden Erfolg. Während der Kur wiederholte Krisen mit Depressionszuständen bis zur Verzweiflung, unterbrochen von Tagen erfüllt mit Lebensmut, Fröhlichkeit und enorm gesteigerter Arbeitskraft. An Krisentagen elend, wie verfallen aussehend, graue Gesichtsfarbe. Ausscheidung übel riechender, zersetzter, missfarbiger Kotmassen. Nach 5 Wochen Kur noch blass, aber schon überaus leistungsfähig, 2 Monate nach Kurende gesund, straff, kraftvoll, depressionsfrei.

▶ **Fall 14:** Verkäuferin, 41, seit 2 Jahren Furunkulose.
Ein Furunkel folgt dem nächsten, mal im Nacken, in der Achselhöhle, auf der Brust, am Bauch und besonders um den After und äußere Genitalien. Patientin lebensüberdrüssig. 3-wöchiger Klinikaufenthalt, keine Ursache aufdeckbar; trotz dortiger Diätbehandlung, Vitamin- und Eigenblutinjektionen, Penicillin und danach anderen Antibiotika treten noch neue große Furunkel auf. Nach 9-wöchiger Mayr-Kur (ohne jede andere Therapie) endgültig geheilt.

▶ **Fall 15:** Schülerin, 12, unterentwickelt, seit 2 Jahren ständig zunehmende Blutarmut.
Trotz zweifachen Klinikaufenthaltes und anschließender Behandlung durch Ärztin des Gebirgsortes, in dem Patientin lebt, fällt die Zahl der roten Blutkörperchen auf 2.560.000 und der Hämoglobinwert auf 50%. Die Untersuchung nach der Diagnostik Dr. Mayrs ergibt schweren Dünndarmschaden. (Die mit der Nahrung genossenen Blut bildenden Bestandteile können dadurch vom Körper nicht richtig verwertet werden.) Die gleichzeitig bestehende Stuhlverstopfung wurde nicht beachtet bzw. gelegentlich mit Abführtabletten „behandelt". Nach 4 Wochen Mayr-Kur und 6-wöchiger Übergangskost bereits 3.480.000 rote Blutkörperchen und Hb-Wert 62%, nach weiteren 3 Monaten mit 4.100.000 und Hb 72% in bester Entwicklung zu endgültiger Normalisierung.

▶ **Fall 16:** Hausfrau, 40, kinderlos, wünscht sich seit Jahren ein Kind. Linker Eierstock wegen Zyste operativ entfernt, rechts starke Verwachsungen.
Nach gynäkologischen Behandlungsversuchen wird Kinderwunsch als aussichtslos angesehen. Die bestehende Dünndarmentzündung und Verstopfung fand keine Beachtung, obwohl sich ja über den Dünndarm die Ernährung der Geschlechtsorgane vollzieht. 2 Monate nach Mayr-Kur, die die Patientin gemeinsam mit ihrem Gatten durchführt, bleibt die Menstruation aus, nach 9 Monaten Entbindung von einem gesunden Mädchen.

▶ **Fall 17:** Bankdirektor, 56, leidet an Divertikulitis.
Im Röntgen zeigen sich dicht nebeneinander fast unzählige säckchenförmige Darmausstülpungen (Divertikel). Da sich diese fortlaufend entzünden und zu ärgsten Schmerzen und Stuhlverhaltung führen, wird

dringend operative Entfernung eines Teils des Dickdarms empfohlen. Stattdessen führt er eine 4-wöchige stationäre Mayr-Kur durch und wiederholt diese gerne alljährlich. Seit der ersten Kur ist er völlig beschwerdefrei, die Operation hat sich erübrigt.

Psyche und Verdauung

Die Zusammenhänge von Psyche und Verdauung sind eng. Schon der Wiener Nobelpreisträger Wagner von Jauregg erklärte, dass gründliche Darmreinigung oft ausreiche, um manchen Menschen den Weg in die psychiatrische Klinik zu ersparen.

Abgesehen von schweren psychischen Leiden, ausgeprägten endogenen Depressionen usw., bei denen nervenärztliche Behandlung und nicht die Mayr-Kur angezeigt ist, tritt oft im Verlauf der Darmreinigung schon bald ein psychisches Aufhellungs- und Befreiungsempfinden ein. Besonders bei Kuren in einer Mayr-Klinik, wo man durch vermehrte Ruhe rascher zu sich selber findet, zeigt sich häufig die bekannte *Fasteneuphorie*; ein Gefühl von innerer Leichtigkeit, Beschwingtheit und fröhlicher Zuversicht. Man fühlt sich „wie neugeboren".

> Die Selbstvergiftung des Darmes geht tatsächlich oft mit Gemütsverstimmungen, Angstzuständen oder Gereiztheit, aufbrausendem Wesen und Streitsucht einher. Die Sucht, ständig „herumzugiften", weist auf Selbstvergiftung hin.

So wie sich der Darm auf die Psyche auswirkt, beeinflusst die Psyche wiederum den Zustand der Verdauungsorgane. Schon die Sprache zeigt uns, dass wir nicht nur Nahrung, sondern auch psychische Belastungen „hinunter zu schlucken" haben: Ärger, Kränkungen, Kummer und andere „schwer verdauliche Brocken", an denen wir oft lange zu „kauen" oder zu „würgen" haben oder die wir „in uns hineinfressen". Sie schlagen sich leicht „auf den Magen", „laufen über die Leber" oder machen uns „ganz sauer", sodass uns „die Galle hoch kommt". Der Darm kann sich als Folge seelischer Probleme, Aufregungen, Befürchtungen verkrampfen, sodass er „wie zugenagelt" ist, oder es treten „Bauchweh", Koliken, Erbrechen oder Durchfälle auf. Schwere Belastungen können auch zu völlig unkontrolliertem, ungehemmtem „Fressen und Saufen" führen oder zu Hungern zwingen, weil jeder Bissen „in der Kehle stecken bleibt".

Die Verdauungsorgane stellen somit „psychische Erfolgsorgane" dar, also Organe, in denen sich ungelöste seelische Probleme niederschlagen und in Form von Störungen bis Leiden manifestieren. Zu diesen **psychosomatischen Erkrankungen** gehören viele (nicht alle!) Fälle von Magenentzündungen, Magen-Zwölffingerdarm-Geschwüren, verschiedene Leber-, Gallen- und Darmstörungen und Reizkolon. Sogar bei schwersten Leiden wie Krebs nimmt man heute unbewältigten seelischen Kummer als häufige maßgebliche Mitursache an.

Die Darmreinigung erfasst den ganzen Menschen und besonders in seinem seelisch-geistigen Bereich. Dies verspüren Patienten sehr deutlich, die sich von seelischen Problemen, Konfliktsituationen, Selbstzweifeln und Unsicherheiten belastet fühlen. Bei ihnen eröffnet sich in der Kur das Bedürfnis und die Fähigkeit, darüber zu reden und Abhilfen zu suchen.

Während der Darmreinigung lassen sich seelische Belastungen besonders gut abbauen.

Hier kann das Gespräch mit dem Mayr-Arzt Klarheit schaffen und hilfreiche Wege aufzeigen. Ich empfehle diesen Patienten – aber auch solchen mit unbefriedigendem Kurfortschritt, der vom Mangel an Zuversicht und Selbstvertrauen verursacht wird – die großartige Selbsthilfe-Methode, die im Buch *Autosuggestion und Heilung* zur praktischen Anwendung beschrieben ist. Auch in *Die sieben Heilwege für Seele und Körper* ist mein gesamtes ganzheitliches Konzept zur grundlegenden seelisch-geistigen Gesundung aufgezeigt.

Seit Jahrtausenden ist bekannt, dass die körperliche Reinigung mit vermehrter seelischer Hinwendung zu sich selbst und zum Göttlichen einhergeht. Daher empfehlen – oder gebieten sogar – alle Kulturreligionen der Erde das alljährliche Fasten. Dadurch sind die engen Zusammenhänge von Fasten und Beten, Fasten und Meditieren, Fasten und seelisches Heilerwerden weltweit bekannt. Auch der Mayr-Patient, der bereit ist, sich für solche innere Neuorientierung zu öffnen, kann dadurch grundlegende innere Neuorientierung und seelische Stärkung erfahren.

Heute haben sich zahlreiche Menschen von ihrer angestammten Kirche abgewandt, und viele suchen, gerade in der Kur, nach einem neuen spirituellen Weg. Sie müssen sich aber in Acht nehmen: Immer mehr Suchende verirren sich in die schillernden Netze verschiedener Seelenfänger, Sekten, pseudo-esoterischer Zauberrichtungen, falscher Gurus und Heiliger. Sie können sich nur schwer wieder lösen und werden leicht zu seelischen (und finanziellen) Opfern. Solchen Suchenden empfehle ich mein Buch *Spiritualität und höhere Heilung*. Es beruht auf den Jahrtausende alten gesicherten Quellen der Weltreligionen. Es zeigt die Praxis altbewährter echter Meditationsmethoden auf und den Weg des Suchenden zu seiner eigenen Mitte als Brücke zu den höheren Quellen des Lebens. Wenn der Lebenslehrer Bô Yin Râ sagt: „Das Schicksal will etwas von dir, wenn es dich durch Leid und Leiden führt", dann gibt dies oft die Richtung an, die vielen Suchenden echte seelische Hilfe bringen wird: **Weder vorwärts noch zurück, sondern nach innen!**

Die Möglichkeit des Menschen, sich eine bessere, reifere und höhere Einstellung in seiner ganzen Lebensgestaltung zu verschaffen, ist gerade während der Kur besonders günstig. Dies ist genau der Weg zu einer höheren Heilung. Dabei gilt, was schon die alten Römer sagten: „Carpe diem" – nutze den Tag!

Und im Zen heißt es: „**Jetzt** – ist die einzige Zeit zu wirken!"

Unsere lieben Mitmenschen

Bekanntlich gibt es vernünftige und unvernünftige Mitmenschen. Die Letzteren sind wahrscheinlich in der Überzahl. Wer das noch nicht wissen sollte, erfährt es, sobald er seinen verschiedenen Bekannten von der begonnenen Entschlackungskur erzählt.

Der angebliche *Besserwisser*, von Sachkenntnis unbeschwert, fühlt sich dann gleich verpflichtet, seine warnende Stimme zu erheben. Da er selbst isst, seitdem er lebt, und weil er auch schon Hunger verspürt hat, hält er sich für einen Spezialisten, berechtigt, bei einer „Hungerkur" mitzureden. Seine Ratschläge sind daher die besten, auf jeden Fall besser als die Anordnungen des Arztes.

> Viele Menschen wollen bei Ihrer Kur mitreden.

Der *Überbesorgte* sieht schwarz: „Das hältst du bestimmt nicht aus!" – „Du wirst ganz vom Fleisch fallen, Nervenanfälle bekommen!"

Der *Bösartige* malt den Teufel an die Wand: „Solche Hungerei kann nur mit Schwindsucht oder Krebs enden!" – „Das ist der gerade Weg zum Friedhof – bei dem Vitaminmangel wird die Darmschleimhaut bestimmt geschwürig!"

Das Gegenstück stellt die *liebe Nachbarin* dar, die dem Kurbeflissenen bei jeder Gelegenheit ein „besonders gutes Essen" aufdrängt: „Das kann bestimmt nicht schaden", flüstert sie mit süßester Stimme und freut sich bis in den letzten Winkel ihrer Seele, wenn ihre Versuchung erfolgreich war. Es wäre aber ungerecht, ihr nur Schadenfreude nachzusagen, denn auch der mütterliche Fütterungstrieb und ein durchaus nicht vom Verstande kontrolliertes „Mitleid“ spielen eine Rolle.

Am übel wollendsten sind aber jene stets gefräßigen *Dicken*, die vom Neid über das Schlankwerden der anderen übermannt, abfällige und wenig verhüllte böse Worte über „diese schädliche Kur“ von sich geben.

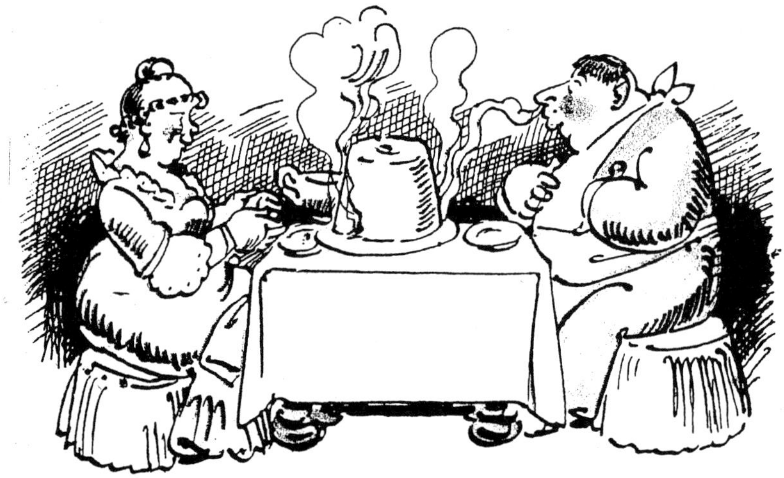

Abb. 26: Wer etwa so gestalteten Mitmenschen von der Wohltat der Mayr-Kur erzählt, muss – trotz deren vielfältigen Beschwerden – mit unfreundlichen bis aggressiven Reaktionen rechnen (Abb. aus W. Busch: Fipps der Affe).

Wer die Geschichte kennt weiß, dass die Reaktion der Zeitgenossen auf Neuerungen, besonders wenn diese an lieb gewordenen Gewohnheiten rütteln, stets heftig ablehnend war.

Obwohl die Statistiken der Lebensversicherungsanstalten längst eindringlich das Gegenteil bewiesen haben, besteht heute immer noch vielfach die irrige Meinung, dass „rundes Aussehen“ so viel wie „gesundes Aussehen“ bedeute. Es muss daher Besorgnis, ja Ärgernis erregen, wenn der Gesundende Fettpolster, Doppelkinn und Kugelbauch verliert und durch sein „schlechtes Aussehen“ dem vom allzu essfreudigen Volk vertretenen rundlichen, herkömmlichen „Gesundheitsideal“ die Gefolgschaft aufsagt.

Da weder die Unvernünftigen noch die Taktlosen aussterben, empfiehlt es sich, nur dann von der Kur zu erzählen, wenn man Verständnis voraussetzen kann.

Zum Glück gibt es auch vernünftige Mitmenschen. Sie wissen ihre Angehörigen oder Freunde unter ärztlicher Kontrolle, reden als Laien nicht drein und unterstützen sie bei der Einhaltung der Kurvorschriften.

Die sehr *Vernünftigen* machen die Kur mit. Es verdoppelt den Erfolg, wenn eine ganze Familie geschlossen Dr. Mayrs Weg geht. Das Erlebnis kettet die Gemeinschaft zusammen; der Haushalt wird vereinfacht und wirtschaftlich spürbar entlastet. Letzteres gilt auch für die Zukunft, weil der durch die Diätkur gesundete Mensch von sich aus bescheidener und weniger zu essen pflegt.

Was solche Rationalisierung der Ernährung im Sinne Dr. Mayrs für ein ganzes Volk ausmachen würde, ist heute noch nicht abzusehen. Da sich die Menschen dann nicht mehr krank essen würden, könnte die Verbesserung des Gesundheitszustandes Steigerung der allgemeinen Leistungs- und Arbeitsfähigkeit mit sich bringen.

Es ist nicht verwunderlich, dass jede Form von Fastenkur die Gemüter erregt, weil sie die Diktatur des lieben „Fraßes" und der Genusssucht bricht und den Vielfraßen die Illusion zerstört, wirkliche Gesundung ohne Essdisziplin auf mühelosem Weg erreichen zu können.

Milliarden würden erspart werden, die heute für ein Übermaß an Nahrungs- und Genussmitteln verausgabt werden, die gigantischen Ausgaben für Medikamente und sonstige Heilungskosten, Krankenfürsorge und andere Sozialleistungen würden sich vermindern und ungezählte Millionen Arbeitsstunden, die durch ernährungsbedingte Krankheiten verloren gehen, könnten der Gütererzeugung zugute kommen. Dr. Mayr hat in seinen Werken diese Auswirkungen eingehend behandelt und ungeahnte Perspektiven eröffnet.

Gesündere Eltern – gesündere Kinder

Die neuen Erkenntnisse erbringen ihren schönsten Segen, wenn Ehepartner, die sich Kinder wünschen, noch vor deren Zeugung ihren Körper innerlich reinigen. Die Fortpflanzungsorgane können sich regenerieren und schädliche Substanzen abstoßen bevor sie noch dem Embryo weitergegeben werden. Der mütterliche Leib als zukünftige Heimstätte wird noch vor Einzug dieses neuen Wesens gesäubert und aufnahmebereit gemacht, und das mütterliche Blut, für 9 Monate einziger Lebensquell des Kindes, gereinigt. So bewirkt es günstigere vorgeburtliche Entwicklung, gesünderes Gedeihen im Leibe und verbesserte Milchproduktion zur Stillzeit.

Die körperliche Reinigung der wissenden jungen Frau müsste ihr zum inneren Gebot werden. Auch Kuren während der Schwangerschaft sind für Mütter und Kinder sehr zu empfehlen. Darüber bestehen seit vielen Jahrzehnten bei einer großen Zahl schwangerer Frauen besonders gute Erfahrungen. Voraussetzung ist auch hier die individuelle Leitung durch einen Mayr-Arzt.

Vitamine, Mineralien und andere Vitalstoffe

Während der kargen und ernährungsmäßig vielfach unterversorgten Zeit des letzten Krieges verschwanden bei Millionen Menschen verschiedenste oft langjährige Gebrechen; die Erkrankungszahlen vieler Leiden gingen rapide zurück. Nach Statistiken der Gesundheitsämter hörte diese „gesunde Zeit" bald nach Wiederkehr normaler Verhältnisse auf, und die durch üppige, fette, fleisch- und zuckerreiche Ernährung bedingten Degenerations- und Wohlstandsleiden traten massiver denn je in Erscheinung.

Aber auch die als gesundes Kontrastprogramm empfohlene **Vollwertkost** wird vielfach unkritisch und übertrieben angewendet. Wenn man nämlich die bisherige Fleischvöllerei durch eine „Vitamin- und Körnervöllerei" ablöst, wenn man also **zu viel** Rohkost verzehrt, etwa schüsselweise Salate und Berge von Obst und Körnern, schlittert man nach und nach vom „Regen in die Traufe". Denn jedes zu viel an Rohkost zersetzt sich im Darm wie in einem Maischebottich. Dies geschieht besonders intensiv beim Verdauungskranken.

Es gibt Vitamine in Hülle und Fülle. Solange aber die Vielesserei und üppige Kost auf der Tagesordnung bleiben, werden auch sämtliche vitaminhaltige Lebensmittel die Verschlechterung des allgemeinen Gesundheitszustandes nicht aufhalten.

Folgen von zu viel Rohkost

Als Folgen können auftreten

- zumeist vermehrt Blähungen,
- Aufgetriebenheit des Leibes und Reizzustände des Darmes,
- schlecht geformte, breiig weiche, oft säuerlich riechende Stühle,
- Leberschwellung und
- Gefäßschäden in Form von Kapillarerweiterungen. Diese zeigen sich nicht selten auch in Form von blauroten Verfärbungen der Nase, der Wangen und der Ohren, wie sie bei starken Alkoholikern zu beobachten sind.

Es bilden sich die alkoholischen Gärungsprodukte Methanol, Propanol und Butanol, also Fuselalkohole, die sich auf Leber, Blut, Lymphe und verschiedene Zellen giftig auswirken. Wissenschaftler haben die hepatotoxische, hämato-, lympho- und zelltoxische Wirkung dieser Darmgifte eindeutig nachgewiesen.

Die Lehren, man könne gar nicht genug Rohkost essen, sind daher genauso falsch wie etwa die Auffassung, man könne sich gar nicht genug der prallen Sonne aussetzen. Über das Naturgebot des bescheidenen, gesunden Maßes hinausgehend ist es in der Vitaminfrage Grundvoraussetzung, den Darm in Ordnung zu bringen.

Merke: Jedes **Zuviel,** auch Zuviel an Rohkost, ist schädlich!

▶ **Fall 18:** Langjährige Rohköstlerin, 45, kam wegen ständig blutenden Zahnfleisches in Behandlung. Diagnose: Ausgesprochener Vitamin-C-Mangel, hochgradig erschlaffter Dünndarm (!).

Patientin erhielt lediglich Milch, Semmeln und Tee, dazu etwas Zitronensaft, also einen Bruchteil der bisher zugeführten Vitamin-C-Menge. Nach 3 Wochen Schonkur kein spontanes Bluten des Zahnfleisches mehr, nach 4 Wochen nicht einmal mehr beim Zähneputzen. Nach 6 Wochen Kurverlauf geheilt. Solche Fälle lehren uns, das Vitaminproblem von seiner ausschlaggebenden Seite her zu betrachten. Der bekannte Lebensreformer Werner Zimmermann, ein bis dahin großer Verfechter der Rohkosternährung, schreibt zu obigem Kapitel:

„Als wir, meine Frau, einige Freunde und ich, uns im Januar 1960 auf Mayr-Kur umstellten, machten wir ähnliche Erfahrungen. Drei junge Frauen haben 10 Jahre lang streng teils nach Bircher und Kollath und teils nach Waerland gelebt, sehr treu und begeistert, weil sie bestimmte hartnäckige Leiden überwinden wollten. Zwei litten an hartnäckigem Handekzem, die Dritte an blutendem Zahnfleisch. Schon nach wenigen Tagen Mayr-Kur trat Besserung ein. Nervöse Kinder haben ihre Blähungen verloren, schlafen ruhiger und erwachen zufrieden. Solche Erfahrungen machen es mir zur Pflicht, mich offen für die neuen Erkenntnisse einzusetzen. Wahrheit will jeden Tag neu erlebt sein."

Außerhalb der Kur wird bei funktionierendem Darm die Vitamin-Versorgung durch eine ausgewogene Ernährung mit vernünftigen Anteilen lebendiger Kost, insbesondere aus biologischem Anbau im Allgemeinen, ausreichend gedeckt. Bei etwaigem Verdacht auf Mängel wird der Mayr-Arzt entsprechend beraten.

Versorgung an Mineralstoffen und Spurenelementen

Mit der Versorgung an Mineralstoffen und Spurenelementen steht es heute jedoch schlecht. Der durch Umweltvergiftung sauer gewordene Regen, der oft schon die Säurewerte von Essigsäure erreicht, entmineralisiert unsere wertvollste Nahrung, die Pflanzenkost, zunehmend mehr. *Säure vertreibt Mineralien.*

Dazu kommt eine immer hektischer werdende Lebensweise, die zu einem vermehrten Verbrauch von Mineralien, insbesondere von Kalium, Magnesium und Kalzium führt. Daher wird in der modernen Antistresstherapie vor allem Magnesium und Kalium zugeführt.

Heutzutage leiden viele Menschen an einem Mangel an Mineralstoffen.

Auch Alkohol, Bohnenkaffee und zahlreiche Medikamente wie Abführ-, Entwässerungs-, Antirheuma- und Hochdruckmittel können durch vermehrte Ausschwemmung Mineralstoffdefizite verursachen.

Besonders ungünstig wirken noch die „Mineralräuber“ Zucker und Süßwaren, sowie jedes zu viel an Früchten, Fruchtsäften, Kompotten und zu schweren Vollkornspeisen (6-Korn-Gerichte usw.), wenn sie den Darm reizen und zu Gärung mit weichen Breistühlen führen, die Übersäuerung und Vitalstoffverluste hervorrufen.

Folgen von Mineralstoffmangel

Als Folgen können auftreten

- bei **Kaliumdefizit**
  Muskelschwäche (Treppen steigen wird immer mühsamer), Herzmuskelschwäche, Herzrhythmusstörungen, Krämpfe der Gesäß- und Wadenmuskulatur,
- bei **Magnesiumdefizit**
  übersteigerte nervliche Reizbarkeit bei Belastungen, erhöhte Stress-Reagibilität, Krampfzustände im Herzen, Darmtrakt oder Nacken- und Schulterbereich,
- bei **Kalziumdefizit**
  nervös-muskuläre Übererregbarkeit, Gliederziehen, Kalkverarmung der Knochen, Haarausfall, Nägelbrechen, Zahnschäden.

Da die angeführten Mineralstoffe im Körper Verbindungen eingehen, die basisch wirken (basisch ist das Gegenteil von sauer), erzeugt ein Mineralstoffmangel zugleich eine schwerwiegende Stoffwechselbelastung: die Übersäuerung.

Die Übersäuerung und ihre Bekämpfung

Durch Basenmangel und durch Einlagerung von Säuren in verschiedene Gewebe werden zunächst jene Drüsen geschwächt, die basische Sekrete produzieren. Solche „Basendrüsen“ sind die Speicheldrüsen, die Leber, die Bauchspeicheldrüse, die Dünndarmdrüsen und die Prostata.

Folgen der Übersäuerung

Als weitere Folgen der Übersäuerung können auftreten

- Entmineralisierung mit Zahn- und Zahnfleischleiden (Karies, Parodontose), Knochenentkalkung (Osteoporose),
- Elastizitätsverlust des Bindegewebes,
- Senkungsprozesse (Magen-Darm, Unterleib, Leistenbrüche),
- Bandscheibenschäden,
- Faltenbildung der Haut,
- Harnsäureablagerungen in Gelenken, rheumatische Prozesse, Gicht,
- vorzeitige Alterungsprozesse.

Nach dem Säure-Basen-Forscher Dr. B. Kern stellen sogar Schlaganfälle und Herzinfarkte Säurekatastrophen dar, die nur dann auftreten können, wenn schon vor ihrem Ausbruch die befallenen Gewebebezirke übersäuert waren. Tatsächlich gibt es im menschlichen Organismus kaum ein Organ oder Funktionselement, das nicht durch Übersäuerung gestört oder geschädigt werden kann und durch Entsäuern nicht wieder gebessert würde.

Die Mayr-Kur wirkt überzeugend und nachweisbar entsäuernd und damit grundlegend heilsam.

Das Heilprinzip Substitution

Substitution (= Ergänzung) dient als ideale Hilfe bei der Mayr-Kur, denn dort, wo schon bei Kurbeginn Mängel oder Defizite bestehen, ist eine Ergänzung des Fehlenden notwendig.

- Vor allem besteht bei jeder Säurebelastung des Organismus ein Defizit an Basen bildenden Mineralien. Um diesen beim heutigen Menschen fast allgemein bestehenden Mangelzustand zu beseitigen, empfehlen wir gleich zu Beginn und während der ganzen Kur – wie bereits angeführt – die regelmäßige Zufuhr von Basenpulver (siehe S. 70).

- Bei Verdacht von stärkeren Defiziten verordnet der Mayr-Arzt zusätzlich sogleich Kalium-Magnesium-Mittel oder bei Bedarf auch andere biologische bzw. homöopathische Arzneien.
- Als bewährte Zusatzmaßnahmen werden sehr oft auch die selbst durchzuführenden Reibesitz- und Rumpfreibebäder nach Louis Kuhne, sowie die wohltuenden Auslaugebäder empfohlen. Sie unterstützen wirkungsvoll die Entgiftungs-Entschlackungs-Entsäuerungsvorgänge und beschleunigen die Gesundungsprozesse (Näheres in Rauch: *Blut- und Säftereinigung*).
- Dies gilt auch für die Bauchselbstbehandlung nach Rosendorff, Heilmassagen aller Art und andere naturgemäße Heilmaßnahmen.

> Die Haupt-Heilmaßnahme ist stets die Kur, die Ergänzungsmaßnahmen haben immer nur sekundäre Bedeutung.

Diese, wie auch die schon beschriebenen Einläufe, stellen bei Bedarf wichtige ergänzende Unterstützungsmittel dar, die dem jeweiligen Kurverlauf sinnvoll anzupassen sind.

Von der Medikamentensucht

Die rechte Arznei, richtig angewendet, unterstützt wirkungsvoll die Gesundung des Menschen, vorausgesetzt, dass er gleichzeitig seine schädlichen Gewohnheiten aufgibt.

Indessen lassen sehr viele Menschen alles schön beim Alten und erwarten ohne eigenes Dazutun vom Medikament allein die Heilung. Sie müssen daher, auf die Dauer gesehen, sehr oft enttäuscht werden. Die Krankheitssymptome werden zwar, solange man die Mittel nimmt, unterdrückt oder betäubt, das Leiden jedoch bleibt, wenn es sich nicht noch verschlimmert. Auf diese Weise werden zahlreiche Menschen von Chemikalien abhängig und glauben, ohne diese nicht mehr leben zu können. Sie gewöhnen sich daran und müssen die Dosis erhöhen. Der Dauerverzehr vieler Mittel kehrt aber den Nutzen der Arznei um zum Fluch der Medikamentensucht. Chronische Vergiftungen, die sich in Form organischer Schäden (Verdauungs- und Blutleiden, Allergien und anderen) oder als funktionelle Störungen des Nervensystems äußern, sind häufige Folgen.

Allein in Österreich wurden schon im Jahre 1954 verbraucht: 80 Millionen schmerzstillende Tabletten, 30 Millionen Aspirintabletten, 40

Millionen Schlaftabletten, 50 Millionen Abführtabletten und so weiter. In Westdeutschland standen 35.000 verschiedene (!) Arzneipräparate in Massenverwendung. In England wurden jährlich 1,75 Millionen Beruhigungstabletten eingenommen.

Diese Zahlen haben sich bis in das neue Jahrtausend unaufhörlich weiter vergrößert. Sie entsprechen keiner sinngemäßen Krankheitsbehandlung, wohl aber dem Verlangen des Durchschnittspublikums, keiner Annehmlichkeit vorübergehend entsagen zu müssen. Dies läuft jedoch dem tatsächlichen Bedürfnis des kranken Organismus völlig zuwider.

Der Medikamentenmissbrauch mit seinen heute bereits sehr ernsten volksgesundheitlichen und wirtschaftlichen Auswirkungen wird von den Krankenkassen vielfach durch Erschwerung der Verschreibung zahlreicher Medikamente zu drosseln gesucht. Das ist aber nichts anderes als ein „Weinen am falschen Grab"!

Nur Aufklärung und Erziehung schon von der Schulbank an zu einer gesunden Ernährungs- und Lebensordnung sowie Förderung naturgemäßer Heilverfahren, welche die übliche Verschreibung von Arzneien, oft schon bei geringfügigen Anlässen, vermeiden und unnötig machen, stellen die Voraussetzung zur Behebung des Medikamentenmissbrauchs und zur Hebung der Volksgesundheit dar. So wäre es unmöglich, dass Krankenkassen wegen der Medikamentenkosten bei Grippewellen in Millionendefizite geraten können. Die allermeisten Grippeanfälle sind auch mit sinngemäßer Wasser- und Darmreinigungsbehandlung („Klyso") ohne oder fast ohne Medikamente zu kurieren. Enorm wird hingegen der Medikamentenverbrauch, wenn bei „Erkältungskrankheiten" nur Medikamente genommen werden und dann später weitere Medikamente, die die Aufgabe haben, den Schaden, den die ersten Medikamente verursacht haben (wie Magen-Darm-Störungen, Gastritis, Dysbakterie, Leberschaden, Allergie), wieder einzurenken. Die Gesundheitsmedizin Dr. Mayrs geht hier einen grundlegend anderen Weg.

> Voraussetzungen zur Behebung des Medikamentenmissbrauchs sind Aufklärung, Erziehung zu einer gesunden Ernährung und Förderung naturgemäßer Heilverfahren.

Kurabschluss und -wiederholung

Die schwierigste Zeit der ganzen Kur ist meist ihr allmählich erfolgendes Ausklingen lassen.

Die frisch erneuerten Schleimhäute sind noch zart und reagieren auf derzeit Unbekömmliches wie „kratzende“ Zellulosekost mit intensivem Wundgefühl. Besonders schwere, hartnäckige Fälle kommen auch oft erst zu diesem Zeitpunkt in die Krisenphase. Natürlich müssen diese Patienten – anstatt in Resignation und Enttäuschung zu fallen – die Ursachen erfassen und gerade jetzt besonders gewissenhaft mitarbeiten, um zu einem besseren Ergebnis zu kommen. In der Übergangszeit wird der Arzt fragen, welche Bedürfnisse jeder Einzelne hat, und wird danach im Rahmen des Möglichen mittels seiner Diagnostik die Kosterweiterung lenken. Ziel ist jene Ernährungsweise, die der Verdauungskraft des Einzelnen künftig am zuträglichsten ist.

Der richtige Kurabschluss bestimmt erst den Kurerfolg und gibt die Voraussetzung für eine künftig wesentlich gesündere Ernährungsweise. Der Mayr-Arzt gibt dafür die individuellen Richtlinien.

Auch der Zubereitungsart kommt jetzt besondere Bedeutung zu. Die im Buch „Milde Ableitungsdiät“ beschriebenen Nahrungsmittel und deren Zubereitung sind eigens für eine möglichst nahtlose Ausleitung aus strengen Diätformen entwickelt worden und eignen sich besonders für den Magen-Darmempfindlichen. Man sollte dabei aber nicht vergessen, dass jetzt nicht mehr die gierige Einnahme größerer Speisemengen den erwünschten Genuss bereiten soll, sondern das Auskosten und Ausschmecken jedes Bissens. **Die Qualität soll die Quantität ablösen.** Daher kommen jetzt auch viel mehr als bisher die Instinkte, das Verlangen nach bestimmten einfachen, natürlichen Lebensmitteln zum Vorschein, die man entsprechend beachten muss. Früher beliebte Gerichte werden vielfach abgelehnt; wie fette Braten, Speck, Back- und Zuckerwerk, Süßspeisen, kompliziert und raffiniert zusammengestellte Gerichte. Auch Schokolade, Alkohol, Likör, Bohnenkaffee büßen umso mehr ihre ungesunde große Anziehungskraft ein, je gesünder der Organismus wurde.

Die Kurwiederholung

So erfolgreich sich die Schonkur bei der Ausheilung selbst schwerster, ja mitunter fast hoffnungsloser Fälle bewährt hat, müsste ihr Hauptanwendungsgebiet dessen ungeachtet in der Wiederholung zum Zwecke der Krankheitsverhütung und Erhaltung der Gesundheit liegen. Vorbeugen hat immer den Vorrang vor Heilen!

Einmal im Jahr eine Darmschonkur

Heutzutage sollte jeder Mensch mit der gleichen Selbstverständlichkeit, mit der er seine gewohnte äußerliche Körperreinigung durchführt, regelmäßig, und zwar in den meisten Fällen einmal im Jahr, seinen Körper durch eine Darmschonkur auch innerlich reinigen und ertüchtigen.

Gefahren der Selbstbehandlung

Kein Mensch wird es sich einfallen lassen, sein eitriges Geschwür selbst operativ zu öffnen, seinen Knochenbruch selbst einzurichten oder sein krankes Herz nach einem ärztlichen Rezeptbuch selbst zu kurieren. Aber viele Laien glauben, die tiefeingreifenden Diät- und Ernährungstherapien auf eigene Faust ausprobieren zu können, da sie ihnen einfach und harmlos erscheinen. Sie übersehen, dass solche Behandlungsarten aus gutem Grund längst zu einem ärztlichen Spezialgebiet geworden sind, da sie tiefgehender in den Organismus eingreifen und zielsicherer an der Wurzel der Übel anpacken als die meisten anderen Therapien. So erfordern sie auch besondere Erfahrung und Wissen, da alles, was viel nützen kann, falsch angewendet, auch entsprechenden Schaden anzurichten vermag.

Zu groß ist bereits die Zahl derer, die durch Studium verschiedener Schriften, wie beispielsweise „Waerlandkost hat uns gerettet!“, sich in ungeahnt gefährliche Abenteuer eingelassen haben; nach anfänglicher Besserung sind sie oft später in katastrophale Zustände hineingeschlittert.

Die Gefahren einer anderen, falsch durchgeführten Diätkur, sogar von drei nichtspezialisierten Ärzten im Selbstversuch unternommen, wurden mit ihrem unglücklichen Ausgang unlängst in einer medizinischen Schrift behandelt. Gleiches gilt naturgemäß für die Mayr-Kur.

Aus diesem Grund sei hier ein Fall einer allein und falsch durchgeführten Kur angeführt:

- **Fall 19:** Herr, 42, versucht aufgrund einer begeisterten Erzählung eines Freundes, selbstständig die Darmreinigungskur durchzuführen.

Nach 14 Tagen besonderen Wohlbefindens tritt etwas Schwäche und Müdigkeit (Krise!) auf. Gerade dies fasst er aber als Zeichen des nötigen Kurabschlusses auf, geht sodann ins Gasthaus und verzehrt sein bisheriges Leibgericht, nämlich Gurkensalat (!). In der Nacht schwerste Leibkrämpfe, Magenblutung, Einweisung ins Krankenhaus. Operative Entfernung von $^2/_3$ des Magens.

Anstelle einer nachhaltigen Gesundheitsverbesserung, zu der die richtig gelenkte Kur geführt hatte, trat in diesem und leider auch schon in anderen Fällen von Eigenbehandlung ein Dauerschaden ein. Daher darf die Mayr-Kur nur richtig, also ausschließlich mit einem hierfür ausgebildeten Arzt, durchgeführt werden. In vielen Fällen eignet sich dafür besonders ein stationärer Aufenthalt in einer Mayr-Kurklinik, weil dort die Kur automatisch mit Entspannung, Erholung und Urlaub kombiniert ist (Adressen Seite 125).

Für wen ist die Mayr-Kur besonders geeignet?

Bei den Kuranzeigen der Mayr-Kur steht die *Gesundheitsvorsorge* oder *Krankheitsvorbeugung* an erster Stelle.

Die Medizin der Zukunft wird in erster Linie Vorsorgemedizin sein. Man wird sich nicht darauf beschränken, den Menschen befundmäßig durchzu„checken", um etwa vorhandene Leiden frühzeitig zu entdecken. Man wird vielmehr den „Noch-Gesunden" beraten, schädigende Gewohnheiten und Laster abzustellen und aktiv Aufbauendes und Förderliches für seine Gesundheit zu unternehmen. Man wird also im Prinzip etwa so vorgehen, wie wir es schon heute mithilfe der Mayr-Kur und der anschließenden Neuordnung der Ernährungsweise empfehlen. Wer nämlich die Kur einmal richtig durchgeführt hat, der weiß aus eigenem Erleben, wie grundlegend heilsam sich dies auf Leib und Seele auswirkt; der weiß auch, was Darm-, Blut-, Säfte- und Gewebereinigung bedeuten; und der weiß schließlich, wie wertvoll und notwendig innere Entgiftung und Entschlackung von Zeit zu Zeit für die Gesundheitserhaltung und Krankheitsvorbeugung sind.

> Vorbeugen ist besser und billiger als heilen.

Dem durchschnittlichen Wohlstandsbürger ist es aber bis heute nur selbstverständlich, für sein geliebtes Fahrzeug alle -zigtausend Kilometer vorsorglich einen Service durchführen zu lassen. Dafür spart er weder

Geld, Zeit noch Mühe. Dass er aber auch für sich selbst, für die Erhaltung seiner eigenen Gesundheit etwas beitragen sollte, das ist ihm noch nicht bis in sein Bewusstsein gedrungen. Dafür erscheint ihm allein sein Arzt und die Krankenkasse zuständig. Sein Gesundheitsbewusstsein pflegt erst dann zu erwachen, wenn sich deutliche Krankheitssymptome peinsam bemerkbar machen.

Auch die Sozialversicherungen haben eine aktive Gesundheitsvorsorge noch nicht in ihr Erziehungs-, Informations- und Leistungsprogramm aufgenommen, obzwar die aktive Vorsorge die einzige reelle Möglichkeit darstellt, die Kostenexplosion im Gesundheitswesen einzudämmen! Es ist eine uralte, heute mehr denn je gültige Weisheit: Vorbeugen ist viel besser – und viel billiger – als heilen!

> Das häufigste Grundleiden des Menschen ist ein Ernährungs-Verdauungs-Stoffwechselschaden.

Aber für den in aktiver Gesundheitspflege weitgehend unaufgeklärten Wohlstandsbürger mit seinem oft schon tausenderlei „Weh und Ach“ gilt nach wie vor das kümmerliche Wort: Deine Gesundheit – das unbekannte Wesen!

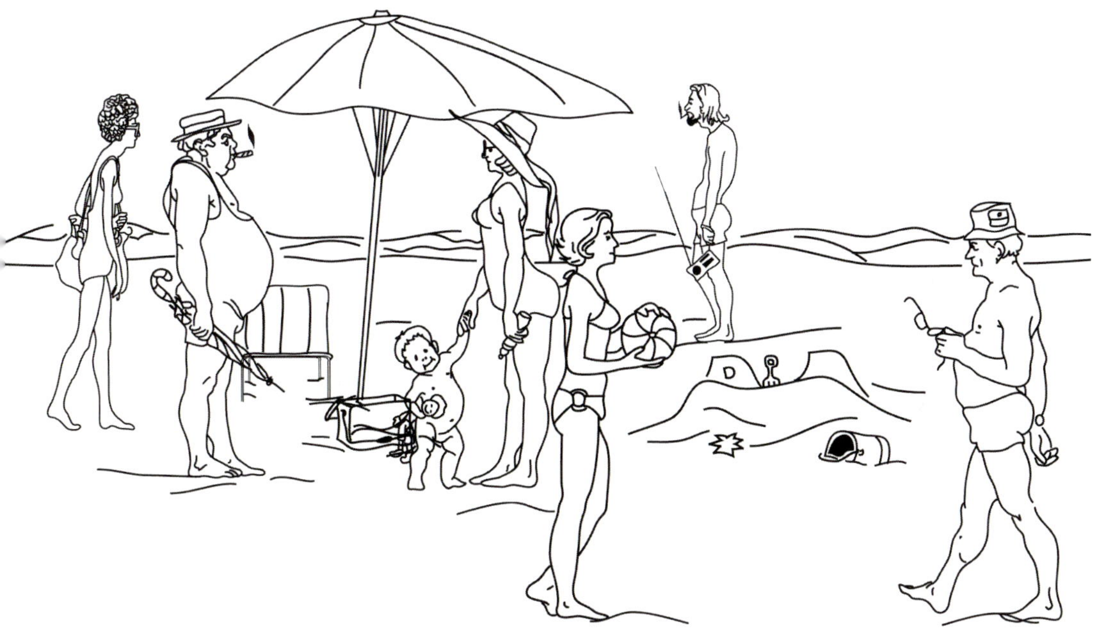

Abb. 27: Am Badestrand erkennt man die Merkmale von Verdauungsschäden besonders gut.

Man gehe nur einmal sehend (!) an einen Badestrand und betrachte kritisch die Figuren, Bauchformen und Hautstadien der Badegäste und wird zumindest an jedem Zweiten charakteristische Merkmale für Ernährungs-Verdauungsschäden erkennen! Aber die Allerwenigsten wissen davon, viele verhalten sich, als hätten sie die Gesundheit gepachtet, treiben Raubbau mit ihren Reserven, schädigen sich durch zu viel an Essen, Alkoholtrinken, Rauchen, Kaffeetrinken, Naschen, Einnehmen von Medikamenten und Suchtmitteln, bis man sagen muss: „Es ist schon später als du denkst!"

Man betrachte auch die Bauchformen der Patienten, die zumeist auf Kosten von Staat und Sozialversicherungen auf Kuren geschickt werden, und wird ebenfalls feststellen, dass es sich in der Mehrzahl um Verdauungsgeschädigte handelt!

Aber mangels Kenntnis der Mayr-Diagnostik werden diese Patienten meist noch mit staunenswert üppiger Kost gemästet; und viele konsumieren – da Baden und Langeweile hungrig und durstig machen – noch zusätzliche Portionen Süßigkeiten, Kaffee oder Alkohol.

Dadurch wird die Entgiftung und Ausscheidung der durch die Kur in Bewegung gesetzten Stoffwechselschlacken beeinträchtigt und dadurch wird das häufigste Grundleiden des Zivilisations- und Wohlstandsbürgers, sein Ernährungs-Verdauungs-Stoffwechselschaden, weiterhin verschlechtert. Der Patient wird oft schon in Kürze neue Kuren oder kostspielige Medikamente in Anspruch nehmen.

Diagnostiknachweis nach Mayr

Die Diagnostik nach Mayr weist objektiv nach,

- dass für den heutigen Zivilisationsmenschen ein möglichst frühzeitiger „Gesundheits-Service" im Sinne von Darmreinigungskuren zweckmäßig ist,
- dass ein wesentlicher Teil aller Vorfeldschäden und aller nicht zu weit entwickelten Krankheitsprozesse durch solche Maßnahmen zur Rückbildung gebracht wird,
- dass so die Entstehung von verhütbaren, noch in Vorbereitung begriffenen Leiden weitgehend verhindert werden kann.

Daher stellt die Behandlung nach Mayr eine hochwirksame, aktive Gesundheitsvorsorge für den heutigen Zivilisationsmenschen dar.

Als weitere **Kuranzeigen** sind anzuführen:

- Störungen der Verdauungsfunktionen, der Darmtätigkeit, Verstopfungs- und Durchfallneigung, Blähungen, Luftaufstoßen, Völlegefühl, Sodbrennen, Dysbiose, Pilzbefall,
- Magen-, Leber-, Gallenleiden, Magen- und Zwölffingerdarmgeschwüre,
- Stoffwechselstörungen mit erhöhten Harnsäure-, Cholesterin-, Blutzucker-, Fettstoff- und anderen Werten,
- Wirbelsäulen-, Bandscheibenbeschwerden mit Verspannungen, Nacken- und Kreuzschmerzen, Bewegungseinschränkung,
- Verschlackungszustände wie Weichteilrheumatismus, Cellulitis, andere rheumatische Veränderungen, Säureablagerungen, Gicht,
- Übergewicht und Risikofaktoren, Herz-Kreislaufstörungen, Bluthochdruck,
- vegetative und psychosomatische Störungen, Migräne,
- vorzeitige Alterungs- und Aufbrauchprozesse, Leistungsabfall,
- allgemeine Immun- und Regenerationsschwäche,
- und darüber hinaus die Befreiung von der Sucht rund um die Schlacht am Buffet.

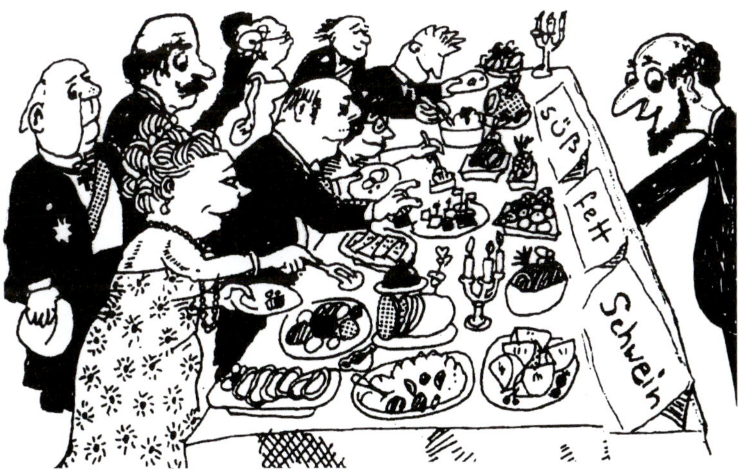

Die häufigsten Fragen zur Mayr-Kur

Wie lange soll die Kur dauern?

Die Mindestdauer einer Kur beträgt 3 Wochen. Die richtige Kurdauer ist nur individuell zu bemessen. Für stationäre Behandlungen in einer Mayr-Kurklinik gilt als allgemeine Regel:

Vollkur = 4 Wochen
Normalkur = 3 Wochen (= Mindestdauer für eine Kur!)

Unter dieser Zeit sind nur Kurzbehandlungen möglich, die eine ambulante Nachbehandlung benötigen.

Für ambulante Behandlungen ist mit längerer Dauer zu rechnen, weil sie meist nicht so intensiv und oft milder durchgeführt werden. Je milder die Diät, desto weniger Reaktionen, desto länger die Dauer. Im Schnitt ist mit 5–8 Wochen zu rechnen.

Können mich Reaktionen bei ambulanten Kuren in meiner geistig anstrengenden Berufstätigkeit behindern?

So etwas kommt fast nie vor. Bei ambulanter Kur lässt der Mayr-Arzt gerne zunächst eine 1–2-wöchige harmlose Vorkur durchführen. Danach fällt es leicht, die jeweils bestmögliche Kurform einzustellen, bei der mit einem problemlosen Kurverlauf zu rechnen ist. Hier gilt auch der vorletzte Satz der vorigen Fragebeantwortung.

Sind auch sehr schlanke Personen kurgeeignet?

Die Kur lässt sich bei allen „Gewichtsklassen“ absolvieren. Sehr schlanke Personen leiden meist unter erheblichen Magen-Darmschwächen, Magensenkung, chronischen Verdauungsschäden im Sinne der Enteropathie. Sie benötigen daher eine ursächliche Behandlung, aber auch Geduld. Meist sind kürzere, aber öfter zu wiederholende Kuren zu empfehlen. Milde Diätformen, Basenpulver und andere Substitutionen – bedingt durch die Defizite der Überschlanken – sind notwendig.

von der Mayr-Therapie ausgeschlossen

Ausgeschlossen von der Mayr-Therapie sind nur

- ansteckende und psychische Krankheiten,
- nicht behandelte bösartige Prozesse,
- pflege- und krankenhausbedürftige Fälle.

Sind Patienten mit Nüchternbeschwerden und Magen-Zwölffingerdarmgeschwüren ausgeschlossen?

Nein. Viele Patienten befürchten Heißhunger bis Hungerschmerzen als Folge der Intensivdiät. Solche Beschwerden sind meist durch Magen-Übersäuerung verursacht. Sie sind bei unserer Basentherapie nach spätestens 1–2 Kurtagen restlos verschwunden. Auch die genannten Geschwüre heilen in den allermeisten Fällen in verblüffend kurzer Zeit aus. Röntgenbilder bestätigen die Heilung. Auch während der Kur treten keine Hungergefühle auf. Wer richtig kurt, der hungert nicht!

Ist bei Pilzbefall mit Candida die Kur zu empfehlen?

Ja. Dabei ist eine streng individuelle Vorgangsweise mit Ausschaltung aller unverträglichen Nahrungsmittel durch Austestung erforderlich. Meist werden anfangs Schafsjoghurt und hefefreies Gebäck sowie mehrere jeweils erforderliche Substitutionen verordnet. Auch nach Kurabschluss ist noch eine längerfristige Einhaltung der Candida-Diät erforderlich. Bei ambulanter Behandlung wird oft zunächst die Candidatherapie und anschließend die Kur durchgeführt.

Können auch Kinder die Kur durchführen?

Ja, meist ist dies ab dem 5. Lebensjahr, gemeinsam mit einem Elternteil gut möglich. Vernünftig motivierte Kinder machen im Allgemeinen völlig problemlos mit und sprechen besonders rasch und erfolgreich an. Bei Kindern empfehlen wir anstelle des Bittersalzes das wohlschmeckendere und mildere F.X. Passagesalz (Apotheke).

Ist bei Schwangerschaft die Kur erlaubt?

Die Schwangerschaft ist eine außerordentlich dankbare Kuranzeige für Mutter und Kind (!). Darüber ausführlich in „Die Mayr-Kur und danach gesünder leben". Die „Mayr-Kinder" fallen durch eine besonders kraftvolle Gesundheit auf! Man kann jeder Schwangeren gar nicht genug eine richtige Kurdurchführung (mit Substitution von Mineralstoffen und Kuhnebädern) empfehlen.

Beeinträchtigt die Kur die Sexualität?

Ja, aber nur vorübergehend. Während der Intensivdiät benötigt der Organismus alle Kräfte für die in Gang gesetzten Heilvorgänge. Dadurch kann das sexuelle Interesse absinken. Gegen Kurende und anschließend tritt eine kräftigende hormonelle Regeneration ein, erkennbar oft durch besonders frisches Aussehen, vermehrte Spannkraft und gehobene Attraktivität. Auch die Sexualkraft erfährt eine entsprechende Stärkung. Weiterhin erhöht sich die Empfängnisfähigkeit der Frau, eine Tatsache, der bereits zahlreiche sterile Ehen einen schon langjährig ersehnten Kindersegen verdanken.

● Ich leide an Milch- und anderen Nahrungsallergien. Was tun?

Wie schon beschrieben, sind die nicht vertragenen Nahrungsmittel zu meiden und an ihrer Stelle Alternative (Testung!) einzusetzen. Eine häufige Ursache solcher Allergien sind die von Darmpilzen abgesonderten Giftstoffe, weshalb hier Abklärung und entsprechende Therapie im Rahmen der Kur notwendig ist.

● Wie kann ich mich ernsthaft für die Kur vorbereiten?

Der Kurerfolg steht und fällt mit Ihrer Information und Motivation. Der Teufel steckt im Detail! Je besser Sie informiert sind, desto fehlerfreier machen Sie von Anfang an auch im Detail die Kur, und desto leichter fällt sie Ihnen. Die Mayr-Methode beschränkt sich nicht auf die mehrwöchige Kur. Sie bezieht sich vielmehr auf das ganze weitere Leben. Sicher sollte sich auch bei Ihnen in Ihrer Lebens- und Ernährungsweise so manches zum Besseren wenden, was Sie aber nur dann können, wenn Sie darüber ausreichend aufgeklärt sind. Beachten Sie bitte die am Buchende angegebenen „Praktischen Hinweise".

> Der Kurerfolg steht und fällt mit Information und Motivation.

Gesündere Ernährungs- und Lebensweise

Über die richtige Ernährung

Was über Fragen der Ernährung allein im letzten Jahrzehnt geschrieben wurde, könnte Bibliotheken füllen. Es vergeht kein Tag, an dem nicht neue Forschungs- und Versuchsergebnisse veröffentlicht werden.

Aber die Meinungen gehen vielfach völlig auseinander. Würde jemand alle Nahrungsmittel meiden, denen jemals eine gesundheitswidrige Wirkung zugeschrieben wurde, müsste er buchstäblich vor vollen Schüsseln verhungern.

Ähnliches gilt für den Irrgarten der verschiedenen „Ernährungssysteme", Punktdiäten und -kuren. Objektiv, d. h. gemessen an den Zeichen der Gesundheit nach Mayr, erbringen sie sehr selten Dauererfolge, da die Voraussetzung für richtige Ernährung, nämlich ein gesunder, d. h. gereinigter und voll leistungsfähiger Verdauungsapparat dadurch nicht erzielt wird. Ernährung wird, wie Dr. Mayr betont, nicht nur durch Zufuhr der Nahrung vollzogen, sondern Ernährung ist nach der vereinfachten Formel:

Ernährung = Nahrung + Verdauung
(das Ergebnis aus dem Faktor Nahrung **und** dem Faktor Verdauung).

Die Gesundung des Verdauungsapparates schafft die Voraussetzung für gesündere Ernährung des Organismus. Solange aber der Faktor Verdauung nicht einwandfrei ist, kann der Körper nie vollkommen ernährt werden.

Wie sich das in freier Wildbahn lebende Tier ohne Kenntnis von Ernährungssystemen so richtig zu ernähren vermag, dass die Dauer seines Lebens ein Vielfaches seiner Wachstumsperiode erreicht, besitzt auch der Mensch von Natur aus Anlagen, die als Wähler der Nahrung (= Sinne) und Regler der Nahrungsaufnahme (= Reflexe) ihn richtig lenken sollen.

Die Sinne als „Wähler der Nahrung“

- Der **Gesichtssinn** soll zum natürlich Farbfrohen, Gesunden, Reifen und Frischen hinziehen und das Unschöne, Unreife, Welke, Abgelagerte und Verdorbene ablehnen lassen. Wir ziehen daher die rotwangigen und goldgelben Äpfel, die purpurroten Erdbeeren und blauschwarzen Heidelbeeren ihren unreifen, unscheinbaren Geschwistern vor. Die Abschätzung der Nahrung durch den Gesichtssinn erleidet in ihrem Wert heute empfindliche Einbuße, da in unverantwortlicher Weise noch immer eine Unzahl von Lebens- und Nahrungsmitteln chemisch gefärbt und „kosmetisch“ behandelt werden (vergleiche chemisch gefärbte Orangen, Zitronen, künstlich gefrischtes Gemüse usw.). Jedenfalls vergesse man nie, dass frische, reife, naturbelassene Lebensmittel immer das Gesündeste sind. So ist Salat, vom Garten unmittelbar auf den Tisch gestellt, gesünder als jener, der den Weg über Groß- und Kleinverteiler zurückgelegt hat.

Wir sollten unsere Sinne bei der Nahrungsauswahl mehr beachten.

- Der **Geruchssinn** soll zu angenehm duftenden Lebensmitteln hinziehen, dass uns das „Wasser im Munde zusammenrinnt“, und vor unangenehm Riechendem, weil Schadhaftem und Zersetztem, warnen. Wäre der Geruchssinn beim heutigen Menschen noch ursprünglich feinsinnig, würde er sich zwangsläufig bei der Speisenzubereitung derart „einschalten“, dass sich dadurch die meisten Küchenführungen (besonders die „bürgerliche“ Küche!) vorteilhaft ändern müssten. Nach der Mayr-Kur gilt es daher, den nun verfeinerten Geruchssinn gesteigert zu befragen und zu beachten. Wer besser riecht, verdammt alle Gerüche aus der Küche, die fragwürdigen oder schlechten Geruch besitzen: leicht verdorbene oder chemisch präparierte Lebensmittel wie chemisch gedüngter Kohl, grober Blumenkohl, manches Fleisch.
- Der **Tastsinn** der Hände, Lippen, Zähne und Zunge soll weitere Kenntnis, vor allem über die Konsistenz der Speisen vermitteln; der Temperatursinn wieder soll vor zu Heißem und zu Kaltem warnen. Unzählige Fälle von Magen-Darm-Krankheiten sind auf Abstumpfung des Temperatursinnes zurückzuführen (Gastritis, Enteritis durch Eisdrinks).
- Der **Geschmackssinn** soll die schmeckbaren Beschaffenheiten, süß, sauer, bitter, salzig und deren Abmischungen anzeigen, soll die Speisen der letzten Prüfung unterziehen und zum Essen oder Ablehnen

des Gerichtes raten. Bei gesunden Geschmackssinnen kann es keine chronischen Schnapstrinker und Kettenraucher geben, keine „Gourmands“, die sich am „haut-goût“ ungesunder Gerichte, üppig fetter Braten und Tunken, übersüßter Speisen oder schädlicher Konserven delektieren; genauso wie kein Gesunder je auf den Gedanken käme, das Leben aus der Perspektive des Essens allein – etwa „wir leben, um zu essen“ –, wie es heute so oft üblich ist, zu beurteilen.

Gesunden Sinnen braucht man nichts zu gebieten und nichts zu verbieten. Je kränker die Sinne sind, desto instinktloser, abwegiger erfolgt unsere Kostauswahl; desto verkehrter wird aber auch in vielem die Einstellung zum Leben überhaupt. Schließlich wird eine Unzahl von Menschen doch nur deshalb – körperlich und seelisch – krank, weil ihnen fast nur noch das Schlechte, Ungesunde schmeckt. Je feinfühliger die Sinne durch regelmäßige Darmschonkuren werden, desto sicherer unterscheidet der Mensch, was für ihn gut und was für ihn zu meiden ist.

Die Schutzreflexe des Verdauungsapparates als „Regler der Nahrungsaufnahme“

Was für die Sinne gilt, gilt auch für die Schutzreflexe des Verdauungsapparates.

- Der **Sättigungsreflex** soll anzeigen, mit welcher Menge an aufgenommener Nahrung der Körper genug bekommen hat. Weder ein Zuviel noch ein Zuwenig, sondern nur die richtige Menge ist der Gesundheit zuträglich. Ein richtig funktionierender Sättigungsreflex allein beeinflusst daher den Ernährungszustand des Menschen bestens. Leider ist gerade dieser Reflex beim Durchschnittsmenschen so abgestumpft bzw. irritiert, dass dieser selten die richtige Menge zu sich nimmt.
- Der **Schluckreflex** soll das Schlucken von ungenügend in der Mundhöhle zubereiteten Bissen verhindern, wodurch die Nahrung wieder nach vorne gebracht wird, um sorgfältiger gekaut und eingespeichelt zu werden. Nach Eintritt der Sättigung soll er weiteres Schlucken nicht mehr zulassen, weshalb dann z. B. gesunden Kleinkindern die Nahrung aus dem Munde rinnt.
- Der **Würgreflex** soll dem Zurückwürgen von bereits geschluckten, aber noch ungekauten, zu großen oder schädlichen Bissen zum Schutz von Magen und Darm dienen. Ein abgestumpfter Würgereflex reagiert

nur noch bei drohenden groben Schädigungen wie Fisch mit Gräten, Knochensplittern, allzu scharfen und zu heißen Speisen, Säuren, Laugen oder wenn ein Bissen in die „falsche Kehle“ einzudringen droht. Wären Schluck- und Würgereflexe beim Zivilisationsmenschen nicht erheblich abgestumpft, hätten sich niemals unsere „Mahl“zeiten, in denen die Bissen von den Zähnen gründlich zermahlen werden sollten, allgemein zu regelrechten „Schling“zeiten umwandeln können!

Die Sinne und die Schutzreflexe des Verdauungsapparates können nur in einem durch wiederholte Darmschonkuren gereinigten Organismus verfeinert funktionieren und einen verbesserten Ernährungszustand des Menschen bewirken.

- Der **Brechreflex** soll ebenfalls den Körper schützen, indem er schädliche Gerichte zum Mund hinausbefördert. Die Entwicklung vom Säugling, der noch erbrechen kann, über den Firmling, dem nur mehr speiübel wird, bis zum älteren Jubilar, der anscheinend spurlos den üppigen (und schädlichen) Festschmaus übersteht, zeigt die übliche Abstumpfung dieses Schutzreflexes. Diese Entwicklung stellt keinen Gewinn dar, denn wo Einzelschäden nicht sofort abreagiert werden können, müssen sie sich später einmal, in ihrer Gesamtheit, unverhofft als schwer belastete Abschlussrechnung präsentieren.

Im Gegensatz zur allgemeinen Auffassung ist somit nicht jener Magen der gesündeste, der nie auf Essfehler reagiert. Gerade Allesfresser und „Magenathleten“, die scheinbar selbst Kieselsteine vertragen könnten, neigen erfahrungsgemäß oft zu schweren Magenleiden.

Die richtige Ernährung

Richtige Nahrungswahl durch Sinne als **Wähler der Nahrung** ▶ Gesichtssinn ▶ Geruchssinn ▶ Tastsinn ▶ Temperatursinn ▶ Geschmackssinn	➜	Richtige Regelung der Nahrungsaufnahme durch Schutzreflexe als **Regler der Aufnahme** ▶ Sättigungsreflex ▶ Schluckreflex ▶ Würgereflex ▶ Brechreflex	➜	Richtige Nahrungsaufnahme durch gesunden **Verdauungsapparat** ▶ in Mundhöhle ▶ im Magentrakt ▶ durch Drüsensäfte (Leber u.a.)	➜	Richtige Ernährung des Organismus **= Gesundheit**

Wie soll man essen?

Der amerikanische Kaufmann Horace Fletcher war bereits mit 40 Jahren nahezu völlig arbeitsunfähig und vergreist. Sein Antrag auf Lebensversicherung wurde abgelehnt. Sämtliche ärztlichen Behandlungen bewirkten keine Besserung. Da begann er auf Rat eines besonders gesunden Freundes, alle Speisen so konzentriert zu kauen und einzuspeicheln, dass diese nur verflüssigt in den Magen gelangten. Dazu benötigte er pro Mahlzeit rund 2.500 Kauakte.

Allmählich ließ sein Schlundring nur mehr bestens gekaute und eingespeichelte Nahrung passieren (Gesundung des Schluck- und Würgereflexes), und sein Magen fühlte sich mit geringeren Mengen gesättigt (Gesundung des Sättigungsreflexes). Die Sättigung hielt wesentlich länger an. Das Verlangen nach eiweißhaltigen Nahrungsmitteln, scharfen Speisen, nach stark gesüßten Gerichten, Alkohol, Kaffee und Tee ließ deutlich nach, während er nun verschiedene einfache, naturbelassene Lebensmittel bevorzugte (Gesundung der Wähler). Besorgte Freunde warnten Fletcher, auf sein scheinbar verschlechtertes Aussehen und seinen Gewichtsverlust hinweisend. Fletcher blieb jedoch konsequent. Nach 5 Monaten eiserner Kaudisziplin waren alle Beschwerden verschwunden, und sein Wohlbefinden war auf ein bisher ungekanntes Ausmaß gestiegen. Mit 50, ja 60 Jahren stellte er Kraft- und Dauerleistungsrekorde auf, wobei er von etwa 1.600 Kalorien am Tag lebte, im Gegensatz zu den von wissenschaftlichen Autoritäten für nötig erachteten 3.400! Überprüfungen durch mehrere Professoren und Ernährungsphysiologen ergaben eine ausgeglichene Stoffwechsellage und ausgezeichnete Spannkraft und Ausdauer.

Da das Beispiel Fletchers sich aber nicht von jedermann gleichermaßen erfolgreich wiederholen lässt, kann es nicht zur kritiklosen Nacheiferung empfohlen werden. Allgemein gültig ist jedoch die Tatsache, **dass durch besseres Kauen und Einspeicheln des Essens allein wesentliche Entlastung des Verdauungsapparates und damit wesentliche gesundheitliche Verbesserung erzielt wird**.

Darüber hinaus gehören zum richtigen Essen innere Ruhe und behagliche Atmosphäre. Ehepartner sollten ihre Ärgernisse, Sorgen und Nöte erst nach dem Essen besprechen. Auch andauerndes Reden lenkt vom Essen ab und verleitet zum Hinunterschlingen. Essen während der Arbeit, beim Lesen, Fernsehen oder gar, um einen Ärger „hinunterzuschlucken“, ist schädlich!

Merksätze für richtiges Essen

- Nimm dir genügend Zeit!
  Mindestens $^1/_2$ Stunde!
- Richte die Speisen appetitlich an!
- Iss langsam, in Behaglichkeit und Muße!
- Nimm nur kleine Bissen in den Mund!
- Kaue sorgfältig und speichle jeden Bissen ein!
  Gut gekaut ist halb verdaut!
- Koste jeden Bissen bis zum letzten Krümel aus!
- Wende deine Aufmerksamkeit allein dem Essen zu!
  Entziehe dich jeder Ablenkung und Störung
  (Zeitung, Diskussionen, Fernsehen = Gift!).
- Sorge für ein kaufähiges Gebiss!
  Ein passendes künstliches ist schlechten eigenen Zähnen überlegen!

Wie viel soll man essen?

Herden wissen, wann sie heim sollen,
und gehn dann aus dem Gras.
Der Unkluge ahnt aber nie seines Magens Maß.
Edda

Der römische Schriftsteller Plinius schreibt: „Es ist der Bauch, für dessen Befriedigung ein großer Teil der Menschen arbeitet – und der die meisten Leiden für die Menschheit bringt." Daran hat sich bis heute nichts geändert.

Das rechte Mengenmaß beim Essen ist für den Menschen nicht allgemein errechenbar. Es hängt von individuell verschiedenen Faktoren wie Verdauungskraft (Kostauswertung), körperlicher und geistiger Betätigung, Alter, Geschlecht und anderem ab. Die für jeden zuträglichste Menge können nur intakte Sättigungsreflexe anzeigen. Da diese zumeist verkümmert sind, verfügt der durchschnittliche Esser nicht mehr über das Gefühl, wann er aufhören soll, sondern isst in der Regel solange weiter, bis er ein Völlegefühl verspürt. Dieses hat aber mit dem Haltesignal des gesunden Sättigungsreflexes nichts mehr gemein.

Mäßigkeit ist das Grundgesetz zur richtigen Auswertung. Wenn alle Menschen gut kauen würden, dann kämen sie bald zur besseren Einschätzung der für sie passenden Nahrungsquantität. Besonders die Schonkur belebt die Sättigungsreflexe. Meist wird der Mensch ein Wenig-Esser, manchem genügt sogar die Hälfte der vordem verzehrten Nahrung. Fletcher kam sogar mit einem Drittel aus und stellte dabei Kraftrekorde auf.

Es gibt aber auch Menschen, die zu wenig essen. Auch für sie gilt es, durch Gesundung der Ernährungsorgane die vom Körper benötigte Menge empfinden und aufnehmen zu lernen.

Störungen des kindlichen Appetits

Sie begegnen uns in den Extremen des heißhungrigen, vollleibigen Vielfraßes und des appetitlosen, kränkelnden Kindes. Als Ursachen sind Veranlagung, Erkrankungen und gestörte Umweltbedingungen, vor allem aber grobe Erziehungsfehler bei der Ernährung des Säuglings, Klein- und Schulkindes verantwortlich zu machen.

Die chronische Appetitlosigkeit findet sich, abgesehen von Fällen besonderer Erkrankung, wie Wucherungen im Nasen-Rachen-Raum, chronischer Mandelentzündung, Magenentzündung, Würmern, Darmträgheit mit Stuhlverstopfung usw., vorwiegend bei dem Kind, das ständig zum Essen genötigt wird und die bittere Erfahrung gemacht hat, dass es nicht essen darf, sondern essen muss. Je mehr das Essen aufgezwungen wird, desto größer wird der Widerwille. Deshalb sollten Kinder nie zum Essen gezwungen werden!

- Kinder sollten nicht lange gefragt werden, ob sie noch essen wollen. Je mehr die Umgebung des Kindes ihre Anteilnahme und ihr Interesse an der verzehrten Nahrungsmenge verliert, umso natürlicher und ungezwungener passt sich die Aufnahme dem tatsächlichen Bedürfnis an.
- Auch sollen Kinder bei gemeinsam eingenommenen Mahlzeiten immer nur kleine Portionen vorgesetzt bekommen, die sie eventuell nachfordern (erbitten!) können.
- Hingegen verschlechtern Süßigkeiten, Schleckereien, Zucker, während und zwischen den Mahlzeiten verabreicht, den meist schon bestehenden Verdauungsschaden, verderben die normale Appetitentwicklung und verursachen schlechten Magen, Darmfloraschaden, Zahn- und Knochenschädigung (Haltung!), Anfälligkeit gegen Krankheit, Faulheit, Konzentrationsschwäche, Nervosität, üble Launen, kurz, zahlreiche Mängel in der körperlich-seelischen Weiterentwicklung.
- Chronische Appetitlosigkeit des Kindes kann auch durch Kaufaulheit mitverursacht werden, gefördert durch Speisen in Püree-Form (Mixer usw.), weil sie den wichtigen Kau- und Einspeichelungsakt entfallen lassen.
- Auch unregelmäßige Tischzeiten, Mangel an frischer Luft, Übermüdung nach der Schule, familiäre Auseinandersetzung, falsche allgemeine Behandlung des Kindes (das unverstandene Kind!) und Lieblosigkeit stellen Ursachen verschiedener Appetitstörungen und kindlicher Fehlentwicklung dar.

Gegen diese Störungen hat sich die Mayr-Kur, individuell angewandt, jedoch immer mit **absolutem** Süßigkeitsverbot, bestens bewährt, wobei gleichzeitig die angeführten etwaigen anderen Ursachen abgestellt werden müssen. Erstaunlich ist am Ergebnis, wie notwendig schon beim Kind die Säuberung ist und wie rasch der kindliche und jugendliche Organismus auf die Schonung reagiert. Unter vernünftiger Anleitung, bei gemeinsamer Kurdurchführung mit einem Elternteil, halten die

Kinder stets willig die Kurvorschriften ein; auch Kinder, die vorher ihre ständigen Naschereien nicht missen wollten. Die noch weniger verbildeten kindlichen Instinkte wirken hierbei hilfreich mit. Auch der „Suppen-Kasper" entwickelt dann den besten Appetit.

Wann und wie oft soll man essen?

Einstweilen, bis den Bau der Welt
Philosophie zusammenhält,
Erhält sich das Getriebe
Durch Hunger und durch Liebe.
Schiller

Der Hunger, dieser mächtige Urtrieb, offenbart das Nahrungsbedürfnis des Körpers. Wer echten Hunger empfindet, dem läuft bei dem Gedanken an einfache Speisen, an ein gutes Brot, eine Schale Milch oder einen reifen, saftigen Apfel das Wasser im Munde zusammen. Er denkt nicht an Leibgerichte oder Delikatessen, sondern wird mit einfachen, ungekünstelten Lebensmitteln vollauf befriedigt. *Weil ein echter Hunger das natürliche Verlangen nach Nahrungsaufnahme ausdrückt, ist er niemals von quälendem Missbehagen begleitet.*

Krankheitszeichen

Krankheitszeichen sind hingegen

- Heißhunger,
- Magendruck,
- schmerzhafter Leerezustand in Magen und Darm,
- Nüchternschmerz,
- Übelkeit,
- Schwindel und
- „Schwächeanfälle".

Diese Erscheinungen des krankhaften, falschen Hungers sind nicht durch Nahrungsmangel verursacht, sondern durch eine Selbstvergiftung vom Darm. Fällt nämlich die Nahrungszufuhr zur gewohnten Zeit weg, so wendet sich der kranke Darm inzwischen der dringlichen Aufarbeitung des Darmschmutzes zu, was den Eintritt von Giften in die Blutbahn und obige Beschwerden zur Folge hat. Isst der Kranke dann wieder, so wird nur mehr die neue Nahrung verarbeitet, während der

Darmschmutz liegen bleibt. Die Selbstvergiftung und ihre Erscheinungen gehen dadurch für den Augenblick zurück.

Diese Menschen glauben, gleich verhungern zu müssen, wenn sie einmal durch einige Stunden nichts oder nur wenig zu sich nehmen. Aber sie irren!

Solche Menschen essen immer wieder, um ihre vermeintlichen Hungersymptome, die jedoch Krankheitssymptome sind, zu unterdrücken.

Mit zunehmender Gesundung durch eine Darmreinigungskur verlieren sie rasch die Qual des falschen Hungers, lernen das echte Hungergefühl kennen und erfahren somit, **wann** und **wie oft** sie tatsächlich essen sollen, um sich richtig zu ernähren.
Je gesünder die Verdauungsorgane werden, je besser sie die Nahrung auswerten, desto weniger und seltener braucht gegessen zu werden. Schließlich genügen zwei Hauptmahlzeiten und dazu ein kleiner Imbiss des Abends. Zwischenmahlzeiten sind nicht nur überflüssig, sondern sogar ungünstig.

Zur Frage der **Zuträglichkeit des Nachtmahls** äußert sich Dr. Mayr folgendermaßen: „Wer vor dem Schlafengehen ein reichliches Nachtmahl einnimmt, gleicht einem Lokomotivführer, der seine Maschine aufheizt und danach in den Schuppen stellt."

Der nächtliche Schlaf hat bekanntlich die Aufgabe, die Leistungsfähigkeit des Organismus wiederherzustellen. Dazu wird die Tätigkeit aller Organe vermindert bzw. eingestellt. Die Muskeln entspannen sich, das Herz schlägt ruhiger, Atmung und Verdauungsvorgänge verlaufen verlangsamt. Das große Nachtmahl liegt daher durch Stunden fast unverdaut im feuchtwarmen Verdauungskanal, vergärt oder verfault hier leicht mithilfe der Bakterien, wodurch narkoseartig wirkende Gifte in den Blutkreislauf gelangen. Handelt es sich dabei um größere Mengen, so rufen diese anfänglich ein Erregungsstadium hervor (unruhiges Umherwälzen im Schlafe, wiederholtes Erwachen, quälende Träume) und später, gegen Morgen, ein Erschlaffungsstadium (bleierner Schlaf, Erschlaffen des Gaumensegels, dadurch Schnarchen, Erschlaffen der Kiefermuskeln, dadurch offener Mund, sodass oft der Speichel das Kopfkissen benetzt). Statt morgens frisch und munter aufzustehen, erheben sich solche Menschen mühsam, benommen, erschöpft, wie gerädert oder wie nach einer durchzechten Nacht verkatert. Der Blick in den Spiegel zeigt ein blasses, elend aussehendes Gesicht, die Augen sind verklebt, der Geschmack pappig, die Haare struppig. Dr. Mayr rät daher von der Einnahme des Nachtmahls grundsätzlich ab.

- Stattdessen ist Kräutertee mit Zitrone und Honig zu empfehlen, dem eventuell feines Knäckebrot (da leicht verdaulich) mit oder ohne Aufstrich (Butter, Gervaiskäse, Topfen [Quark], Weißkäse, Joghurt oder Pellkartoffel oder dergleichen) zugelegt wird.
- Besonders ungünstig wirken sich spät abends verzehrte gärungsfähige, schwer verdauliche Lebensmittel aus, wie Obst (der Apfel ist „des Morgens Gold, mittags Silber, abends Blei!“), Gemüse, Hülsenfrüchte und frische Hefespeisen.
- Nur wer mangels guter Kostauswertung abends echten Hunger verspürt, soll essen, aber nicht spät, nur wenig und leicht Verdauliches. Auf gründliches Kauen ist größter Wert zu legen.
- Ein anschließender Spaziergang, der noch die Verdauungstätigkeit anregt und den Schlaf verbessert, ist besonders empfehlenswert.

Was soll man essen?

Die Kost, die dem Schmied bekommt,
die zerreißt den Schneider.
Volksspruch

Mit diesem Volksspruch allein ist schon ausgedrückt, dass es eine allgemein gültige Ernährungsart nicht geben kann. Dr. Mayr erklärt: „Wer arbeitet wie ein Drescher, der muss auch essen wie ein Drescher! Wer aber nicht arbeitet wie ein Drescher – und heute arbeiten die wenigsten so schwer wie Drescher –, der darf auch nicht essen wie ein Drescher!“

Damit ist die *Nahrungsmenge* und die *Nahrungsart* gemeint. Der Schwerarbeiter, gar wenn er an frischer Luft arbeitet, benötigt mehr, andere und schwerer aufschließbare Kost als der Büromensch, der (unfreiwillige) Stubenhocker in schlechter Luft.

Wie man isst und **wie viel** man isst, ist oft viel wichtiger als das, **was** man isst.

Wer die Reinigungskur richtig durchgeführt hat, der will nicht mehr, dass die frühere Ernährungsweise, wie sie vor der Kur bestand, mit ihrem alten Schlendrian wieder einreißt. Die Ernährung soll künftig gesünder werden. Dazu sollen wir das Essen ganz besonders genießen, aber feinsinnig, nicht mehr **quantitativ**, durch vieles Essen und gieriges, hastiges oder nervöses Hinunterschlingen, sondern **qualitativ**, durch Auskosten und Ausschmecken kleinerer Mengen, und mit der durch Kur, Essschulung und verfeinerten Sinnen neu gewonnenen *Esskultur*. Dabei kann jeder für sich erfühlen lernen, welche Kost er benötigt, was sein Verdauungsapparat gut bewältigen kann und was somit für ihn das Richtige ist. Der wieder erweckte Nahrungsinstinkt verlangt nicht nach den alten Leibgerichten und Schleckereien, sondern nach einfacher, gesunder, möglichst naturbelassener, gemischter Kost.

- Viele schätzen jetzt gute, sämige Gemüsepüreesuppen auf Kartoffelgrundlage (Basensuppen), ohne Fett und ohne Mehl hergestellt.
- Gut bekömmlich sind auch zarte gedünstete Gemüse aller Art, stets möglichst naturbelassen zubereitet; auch Wurzelgemüse wie Karotten, Petersilie, Schwarzwurzeln sowie feine (nicht grobe) Salate, Lattich, Sellerie, Fenchel, etwas Spinat.
- Sehr beliebt und geeignet sind Kartoffeln als Pellkartoffeln und Kartoffelauflauf, nicht als Pommes frites, die schwer verdaulich sind.
- Zum Frühstück und zum Beginn des Mittagessens eignen sich für viele etwas Obst, Banane, geschälter Apfel.
- Gut vertragen werden meist auch Sojagerichte wie Tofu und wohlschmeckende Getreidespeisen aus den leicht verdaulichen Haferflocken oder aus Maisgrieß, Dinkel, Hirse usw., garniert mit duftenden Kräutersoßen.
- Die Kursemmel wird allmählich durch vollwertiges Brot, Knäcke oder ähnlichem ersetzt.
- Als Aufstrich sind Butter und Topfen-Öl-Kräutermischungen sehr verträglich und beliebt. All diese Zusammenhänge sind detailliert in *Die F.X. Mayr-Kur und danach gesünder leben* beschrieben.

Säure-spender – Basenspender

Säurespender	Basenspender
Fleisch	Gemüse
Fisch	Kartoffeln
Eier	Milch
Käse	Rahm
Kohlenhydrate	Salate
Bohnenkaffee	reifes Obst (kleine Menge!)
Alkohol	heimische Gewürz- und
Süßigkeiten	Wildkräuter
Industriegetränke (Cola)	
Fruchtsäfte	

Bei der Auswahl der Nahrungsmittel soll beachtet werden:
Die übliche Durchschnittskost des heutigen Zivilisationsbürgers zeigt enormes Überwiegen der Säurespender, d.h. jener Nahrungsmittel, die im Körper sauer verstoffwechselt werden.

Für die Nahrungsauswahl nach der Kur wünschen die meisten Kurenden – zu Recht! – instinktiv ein deutliches Mehr an Basenspendern als an Säurebildnern. Bei Bedürfnis nach den säuernden tierischen Produkten kommen zartes Fleisch von Kalb, Huhn, Pute, Rind, magerer Fisch, Käse, Ei oder Rinderschinken in Betracht. Sie sollen allerdings in bescheidener Menge und nicht täglich konsumiert werden. Und es gilt, sie sinnvoll mit einem Mehr an Basenspendern wie Gemüse, Kartoffeln oder Salat zu kombinieren.

Langsames Essen und gutes Kauen macht rascher und länger anhaltend satt. Dies führt zu bescheideneren Essensmengen, zu vermehrtem qualitativen Essensgenuss und zu besserer Gesundheit. Die Bescheidenheit ist so wichtig, weil *alle zu großen Mengen (Quantität) die besonderen Werte der zugeführten Nahrung (Qualität) zerstören*! So führen beispielsweise zu große Rohkostmengen sehr leicht zu sauren Gärungs-Zersetzungsprozessen im Darm. Dies gilt auch für Trinken von reichlich Rohsäften, weil diese ebenfalls besonders gärungsfreudig sind. Dr. Mayr: „Wäre Säftetrinken die naturgewollte Art des Obstgenusses, dann hätten wir von Natur aus in der Mundhöhle einen Mixer anstelle der Zähne.“

> Vorsicht vor zu viel Rohkost und Rohsäften.

Die Neuorientierung der Ernährungsweise nach der Kur verlangt auch die Abkehr von der „bürgerlichen“ Küche mit ihrer kalorienreichen, üppigen und vielfach totgekochten Kost. Abkehr auch von der Verwendung der Auszugsmehlprodukte, Nudeln, Nockerl, Knödeln, ebenso wie von viel Süßem, Kuchen und Süßigkeiten.

Was Sie vermeiden sollten:

- Jegliches Herausbacken aus Fett, Einbrennen, Panieren (daher auch Gemüse nur dämpfen, „englisch“ zubereiten!), wie überhaupt alles, was besonders fett ist (auch Butter und Öl sparsam verwenden, Schweinefett ganz meiden!),
- alles, was besonders süß ist (Süßigkeiten sind schädlich, Bildung von Gärungsgiften, Zahngift, Kalkentzug, Vitamin-B-Räuber. Zucker meiden, besonders Kinder! Honig ist gesünder, aber auch nur sparsam verwenden!),

- alles, was widersteht oder sich als schlecht verträglich, schwer verdaubar, blähend, darmreizend (zu weiche Stühle, Beschmutzung des Afters) erweist, wie schweres Gemüse, Hülsenfrüchte, frische und schwere Brote, Obst in unbescheidener Menge, Obstsäfte (unverdünnt),
- abgestandenes oder aufgewärmtes Essen (Reste aufessen bei der Hausfrau).

Ebenso falsch ist es

- zu essen, wenn man keinen Hunger hat,
- zu essen, wenn man keine Zeit hat,
- zu essen, wenn man körperlich oder nervlich übermüdet ist (erst ausruhen!).

Was Sie besonders pflegen sollten: Die Esskultur nach Mayr

- Essen in Ruhe und Muße,
- gründliches Kauen und Einspeicheln,
- Auskosten jedes Bissens (nur das, was bei 50-maligem Kauen immer besser schmeckt, kann gesunde Nahrung sein!),
- verfeinertes Genießen,
- bescheidene Menge (besonders bei lebendiger Kost!),
- einfache, möglichst naturbelassene Zubereitung.

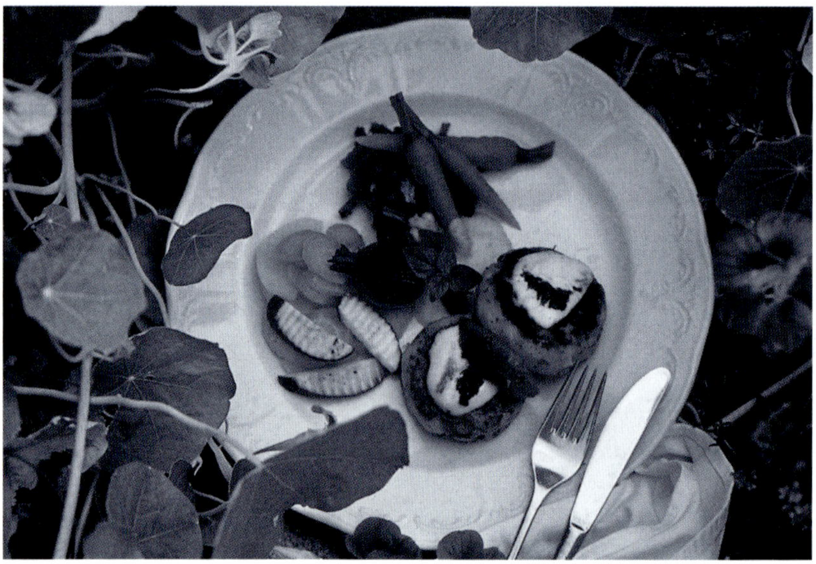

Allgemeine Gesundheitsregeln

Die Grundsätze der Schonung, Säuberung und Schulung besitzen als allgemein gültige Regeln einer gesünderen Lebensführung größte Bedeutung.

Die Schonung

Des Menschen wichtigste Schon- und Erholungsphase, der nächtliche Schlaf, dient der Wiedererneuerung der Lebenskräfte.

Das Warnsignal Müdigkeit wiederum weist darauf hin, wann es Zeit ist, seine Betriebsamkeit zu unterbrechen. Wird es nicht beachtet, geraten wir in den Zustand der Übermüdung. Wohl lässt sich dieser durch erhöhten Willenseinsatz oder aufpulvernde Mittel, wie Kaffee, Alkohol, Kettenrauchen und Drogen, scheinbar vertreiben; mehrfach wiederholt, führt solcher Raubbau jedoch in das Labyrinth der chronischen Übermüdung, aus dem kein Mensch so leicht mehr herausfinden kann. Große Teile der Stadtbevölkerung sind unter anderem darin gefangen. Daher fehlt ihnen schon die Kraft, sich auch nur stundenweise aus der Nervenmühle des Alltags innerlich zu befreien. Ehrgeiz, Geltungstrieb, übersteigertes Erwerbsstreben, Genuss- und Suchtmittel, andere Leidenschaften, verkehrte Lebensweise, die oft die Nacht zum Tag macht (auch Dauerfernsehen!), rauben jede innere Ruhe, Besinnung und Rast. Die Auswirkungen am vegetativen Nervensystem sind vielschichtig. Sie reichen von vegetativen Störungen (Dystonie, über nervlich-psychische Beschwerden, Depressions-, Angst- und Krampfzustände, Herz-, Schlaf- und Sexualstörungen bis zum Tod des Menschen oft schon in seinen besten Schaffensjahren. Der Sinn des Lebens wurde hier in Unsinn verkehrt. So wird die Fehleinstellung zum Leben schlechthin heute zu der übergeordneten Stör- und Krankheitsquelle.

> Der tiefe Schlaf vor Mitternacht ist am wirkungsvollsten.
> Daher: Regelmäßig zur gleichen Zeit und nicht spät schlafen gehen.

Wenige wissen eine grundlegende Antwort auf die Frage des Weisen: „Ich sehe dich in Hast und Eile, mein Freund! Was ist deines Weges Ziel?“

Wie wenige bekümmern sich um einen tieferen Sinn, den sie ihrem Leben geben könnten! Jede Religio oder Rückverbindung mit höheren Quellen des Lebens ging ihnen verloren oder besteht nur noch zum

Schein, in ihrer Einbildung. Wo aber der tiefere Sinn des Lebens fehlt, dort fehlt auch Lebensordnung, fehlen Antriebe zu höherem Schaffen, Freude, Glücksempfinden, Harmonie und auch – Gesundheit. Hier schafft nur innere Neuorientierung, das Finden des höheren Sinnes des eigenen Daseins, die für die innere und äußere Gesundung notwendige Wandlung. Daher heißt es auch nach Bô Yin Râ: „Frage nicht mehr nach dem ‚Sinn des Daseins', sondern frage dich, wie dein Dasein durch dich selber Sinn erhalten könne!". Hier kann nur finden, wer willens ist, danach zu suchen!

Hilfreich erweist sich auch jeder Ausgleich zur Alltagsbetätigung wie

- sinnvoll betriebener Sport,
- Wandern durch Wald und Flur,
- regelmäßige Gartenpflege,
- Kegeln, Fischen und andere Hobbys, welche vermehrte Sauerstoffzufuhr und freudespendende Abwechslung bieten. Aber auch alles, was wohltuend entspannt wie
- das Lesen guter Bücher,
- Hausmusik,
- Entspannungstechniken, Meditation,
- Basteln oder
- Unterhaltungen, die Form und Format besitzen.

All diese Betätigungen lassen neben ihren sonstigen Vorzügen den Alltag vergessen, Abstand gewinnen und die Lebensbelastungen besser, nicht allzu „tierisch ernst" ertragen. Der Mensch schont und erholt sich, stoppt den Alltagsverschleiß und gewinnt wieder Spannkraft.

Die Säuberung

Jede Maßnahme, die unsere reinigenden und entschlackenden Organe zu verbesserter Tätigkeit anregt, nützt dem Stoffwechsel. Dazu gehört:

- **Tägliches Abwaschen des ganzen Körpers**

Der österreichische Pionier einer gesunden Lebensweise, Mathias Zdarsky, machte folgende Bemerkung: „Leute, die sich schon für sehr rein halten, behaupten ganz stolz, dass sie sich täglich den Oberkörper bis zur Hüfte waschen. Der untere Teil ist an eine Parfümeriefabrik verpachtet."

Gerade während der Darmreinigungskur, aber natürlich auch sonst, empfiehlt sich ein heiß-kaltes *Wechselduschen.*

Licht, Luft, Wasser, Bewegung und Diät sind die Heilmittel der Natur.

Nach dem abendlichen Duschen ist es günstig, die Haut etwas feucht zu lassen und sich sogleich gut zuzudecken. Auf diese Art werden Hautatmung und Drüsentätigkeit angeregt, schädliche Stoffe ausgeschieden, der Körper abgehärtet und das Gefäß- und Nervensystem trainiert.

Günstig wirken auch alle Arten von Bädern, Vollbad, Dampfbad, Sauna oder Schwimmsport, wenn sie vernünftig betrieben werden.

- **Möglichst viel frische Luft**

Die heilende Wirkung des richtigen Atmens wird heute immer mehr erkannt. Richtiges Atmen ist aber nur dort möglich, wo die Bauchorgane frei von Entzündungen sind, da Letztere die Bauchatmung hemmen und – wie heute allgemein üblich – verflacht ablaufen lassen. Die Gesundung des Verdauungsapparates durch Darmschonkuren ist somit eine Voraussetzung für richtiges Atmen.

Wie sehr tägliche Bewegung in frischer Luft, offene Fenster bei Tag und Nacht, soweit es Reinheit und Temperatur der Außenluft erlauben, häufiges Lüften im Winter, ständiger Zutritt frischer Luft in das Schlafzimmer nötig sind, ist allgemein bekannt. Ein täglicher Fußmarsch ist durch nichts zu ersetzen!

Die Hautatmung wird auch durch Luftbäder in möglichst unbekleidetem Zustand, wie während der morgendlichen Toilette, gefördert.

Die Bekleidung soll die Hautatmungsmöglichkeit möglichst wenig beeinträchtigen.

Die Schulung

Jeder Mensch, dessen körperliche Betätigung einseitig oder unzureichend ist, benötigt, wenn seine Gesundheit nicht schon zu schlecht gestellt ist, harmonische Leibesertüchtigung:

Gymnastische Übungen aller Art als tägliches Morgen- oder Abendprogramm, bei offenem Fenster, möglichst unbekleidet durchgeführt, können gar nicht genug empfohlen werden. Jede vernünftig betriebene Sportart, regelmäßiger Besuch von Turn-, Gymnastik- oder Yogaschulen, Joggen, Wandern, Gehen, wann immer möglich, Bewegung jeder Art, wenn nicht einseitig, üben zweckmäßig den Körper. Leben ist nach uralter Weisheit „Selbstbewegung", wozu auch der stetig fortgesetzte Gebrauch aller Körpermuskeln gehört. Daher: *Lasse deinen Körper nicht verkümmern, sondern übe ihn systematisch! – Wer rastet, der rostet!*

Ab morgen gesünder

Könige und Regierungen werden leichter gestürzt als Essgewohnheiten. Es ist viel Einsicht und guter Wille vonnöten, um die verhängnisvollen Auswirkungen verschiedener althergebrachter Anschauungen, die geradezu in Fleisch und Blut übergegangen sind, in ihrer Tragweite zu erkennen und daraus Folgerungen zu ziehen.

Wer eine Darmschonkur durchführt, der gewinnt durch eigenes Erleben rasch volles Verständnis für das Beschriebene. Dem Anderen wird manches nicht so einleuchtend erscheinen können. Dessen ungeachtet dürfte auch er sich folgenden Erkenntnissen nicht verschließen können,

- dass es jeder Mensch nötig hat, von Zeit zu Zeit, ohne den Ausbruch eines Leidens abzuwarten, etwas zur Erhaltung oder Verbesserung seiner Gesundheit zu tun.
- dass Vorbeugen besser und leichter möglich ist als Heilen.
- dass wir die Gesundheit nicht durch Medikamente, auch nicht durch die teuersten, erkaufen können.
- dass wir sie auch nicht vom Arzt geschenkt erhalten, sondern in erster Linie durch eigenes Bemühen selbst verdienen müssen.
- dass wir keine wesentliche Besserung der Gesundheit erzielen können, solange wir schädliche Gewohnheiten beibehalten.
- dass unsere Ernährungs- und Lebensweise unseren Gesundheitszustand maßgeblich bestimmt und es unserem freien Willensentscheid überlassen ist, ob die gesundheitliche Entwicklung nach der einen oder anderen Richtung ihren Lauf nimmt.
- dass viel essen keineswegs immer stark und gesund macht, sondern uns krank, hässlich und vorzeitig alt werden lässt.
- dass der Verdauungsapparat des heutigen Durchschnittsmenschen überlastet und durch krankmachende Schlacken verunreinigt ist.
- dass wir daher von Zeit zu Zeit eine innere Reinigungs- und Darmregenerationskur benötigen.
- dass wir damit verschiedenste Krankheiten bekämpfen, Leiden und vorzeitigem Altern vorbeugen und Körper und Seele regenerieren.

Wer diese Sätze versteht, wird sich ihrer Logik nicht entziehen und eines Tages – ob früher oder später – den festen Entschluss in die Tat umsetzen, der da lautet:

Ab morgen gesünder durch Schonung, Säuberung und Schulung.

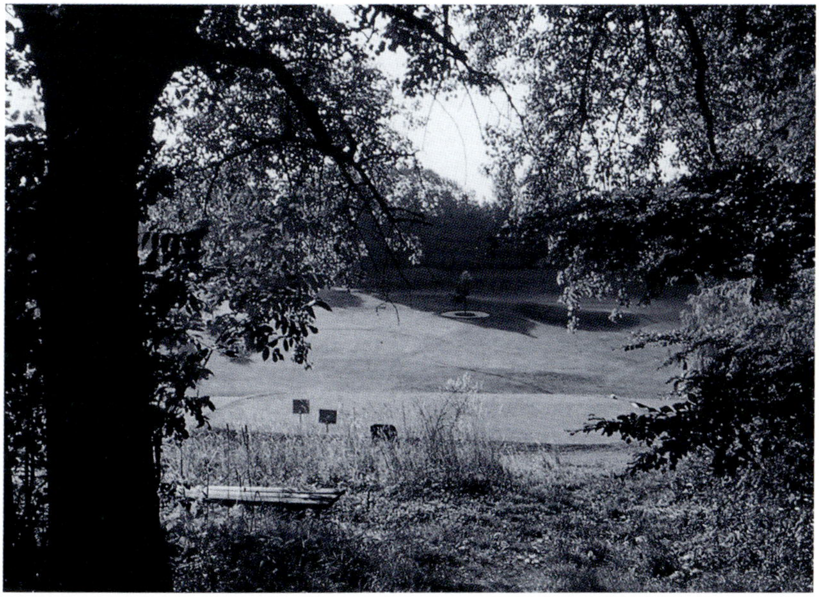

Anhang

Praktische Hinweise

Wer sich entschlossen hat, die naturgemäßen Ratschläge von Dr. Mayr künftig zum Wohle seiner Gesundheit zu beachten, der wird dies umso besser meistern, je besser er über die zwingenden Zusammenhänge zwischen Lebensweise, Gesundheit und Krankheit informiert ist.

Dr. Rauch hat für diese Aufgabe aus seiner jahrzehntelangen Mayr-Praxis mehrere, meist kleinere Bücher verfasst. Sie sind je nach Interessensgebiet gegliedert, um Teilbereiche darzustellen, greifen aber zwangsläufig ineinander über.

Während die vorliegende *Darmreinigung* als Einführung in die Mayr-Kur dient, sozusagen als „das Mayr-Buch für Anfänger", stellt *Die F.X. Mayr-Kur und danach gesünder leben,* die logische Fortsetzung dar, ein „Mayr-Buch für Fortgeschrittene", das von jedem Mayr-Anhänger mit großem Gewinn gelesen werden kann.

Die *Blut- und Säftereinigung* wiederum behandelt die für die ambulante Behandlung und für sensiblere Patienten meist benötigte Milde Ableitungskur. Bei dieser wird eine milde Schonkost mit einfachen natürlichen Heilmaßnahmen kombiniert, die der Patient selbst durchführen kann. Im Buch *Milde Ableitungsdiät* werden dazu die bestmöglichen Kochrezepte für leicht verdauliche, schonende und wohlschmeckende Gerichte angegeben, sowie die praktischen Grundlagen für eine gesündere Ernährungsweise nach der Kur.

Für Patienten mit schlechter Heiltendenz, unbefriedigendem Kurfortschritt und für alle mit seelischen Problemen, Mangel an Selbstvertrauen und Zuversicht dient die in *Autosuggestion und Heilung* beschriebene weltweit bewährte Selbsthilfe-Methode, sowie *Die sieben Heilwege für Seele und Körper*, die das gesamte ganzheitliche Heilkonzept von Dr. Rauch zur grundlegenden seelisch-geistigen Gesundung darstellen.

Die Leserinnen und Leser, die zu den natürlichen Heilverfahren im Sinne F.X. Mayrs Vertrauen gewonnen haben, können mit hoher Sicherheit in der angeführten Literatur weitere wertvolle Anregungen finden, die sich bei ihnen wie bereits bei vielen Hunderttausenden grundlegend hilfreich auswirken werden.

- Eine **Liste** von voll ausgebildeten Mayr-Ärzten, die ambulant Mayr-Kuren durchführen, sowie von Mayr-Kurkliniken erhalten Sie gegen Rückporto vom

  Sekretariat der Internationalen Gesellschaft der Mayr-Ärzte
  Gesundheitszentrum am Wörthersee
  A-9082 Maria Wörth-Dellach
  Tel.: 0043 (0) 4273-2511-44
  Fax: 0043 (0) 4273-2511-25

- Ärzte-Ausbildungskurse in *Diagnostik und Therapie nach F.X. Mayr* finden mehrmals jährlich statt. Als Grundlage dient das *Lehrbuch in Diagnostik und Therapie nach F.X. Mayr* von E. Rauch, Haug-Verlag. Alle Teilnehmer führen dabei selbst die Mayr-Therapie durch. Anfragen von approbierten Ärzten sind an den Autor zu richten (Adresse siehe S. 132).

Literatur

Bach, K.: F.X. Mayr-Kur und die Bedeutung der Milch. Naturheilpraxis 7 (1989).

Bartussek, A.:

- Abwehr von Umweltschäden nach F.X. Mayr. Zeitschrift für Erfahrungsheilkunde (= EHK) 5 (1972).
- Beziehungen zwischen Körperhaltung und Gesundheit. Eutonie. Karl F. Haug, Heidelberg 1964.
- Darm, Ernährung und Gesundheit. Drei Eichen, München 1954.
- Das Enteropathie-Syndrom nach F.X. Mayr und der rheumatische Formenkreis. EHK 10 (1973).
- Das Problem der Ernährung in vertiefter Sicht. EHK 5 (1956).
- Der chronische Darmschaden. Diagnostik der Gesundheit und Therapie nach F.X. Mayr. W. Braumüller, Wien 4. Aufl. 1985.
- Diagnostik der Gesundheit nach F.X. Mayr. EHK 6 (1956).
- Die Gesundheitslehre F.X. Mayrs. Der Landarzt 23 (1966).
- Dünndarmhypotonie als Grundphänomen der Gesundheitsschädigung. EHK 7 (1956).
- Ernährung und Haltung. Die Heilkunst 1 (1961).
- Grundsätzliches über die Mayr-Kur. EHK 2 (1981).
- Mayr-Diät und Behandlung. Die Heilkunst 2 (1961).
- Therapie der Dünndarmhypotonie nach F.X. Mayr. EHK 8 (1956).
- Zentrale Bedeutung des Dünndarms für Gesundheit und Krankheit. Die Heilkunst 9 (1955).

Becher, E.: Intestinale Autointoxikation. Ergebnisse der gesamten Medizin 18 (1933).

Bischoff, K.: EHK 8 (1958).

Bô Yin Râ: Das Buch des Trostes. Kober, Bern 1983.

- Der Weg zu Gott. Kober, Bern 1994.
- Der Sinn des Daseins. Kober, Bern 1981.

Brauchle, A.: Das große Buch der Naturheilkunde. Mosaik, Gütersloh 1957.

- Naturheilkunde des praktischen Arztes (I und II). Hippokrates, Stuttgart 1951.

Buchinger, O.: Das Heilfasten. Und seine Hilfsmethoden als biologischer Weg. Hippokrates, Stuttgart 22. Aufl. 1992.

Buchinger, O. jun.: Überlegungen zur Fastenkur. EHK 5 (1978).
Doerfler, J.: F.X. Mayr-Kur und hämatogene Oxydationstherapie. EHK 8 (1977).
– HOT – F.X. Mayr-Kur – Symbioselenkung. EHK 8 (1978).
– Warum ist die Mayr-Kur eine Basistherapie? EHK 3 (1979).
Empfenzeder, K.: Der Kreuzschmerz. Wesen und Behandlung aus der Sicht F.X. Mayrs. EHK 11 (1970).
– Die pathologische Gangart beim genu valgum. Ursache und Behandlung (nach F.X. Mayr). EHK 5 (1973).
– Probleme bei pathologischer Haltung und Gangart. Orthopädische Praxis 7 (1974).
– Probleme beim Bauchhebebegriff. Orthopädische Praxis 8 (1976).
Fletcher, H.: Wie ich mich im Alter von 60 Jahren wieder jung machte. Edmund Demme, Leipzig (vergriffen).
Freiwald, E.: Behandlung recid. Ulcera v. et. d. mit der Mayr-Kur. EHK 8 (1982).
– Migränebehandlung mit der Mayr-Kur. EHK 12 (1983).
– Vermiedene Operationen durch Mayr-Kur. EHK 5 (1981).
Gebauer, D.: Fallbeispiele aus der ambulanten und stationären Mayr-Praxis. EHK 3 (1989).
– Stationäre Mayr-Therapie. Klinische Erfahrungen zur Diagnostik und Therapie. EHK 6 (1991).
Guggi, F.: Der Weichteil- oder chemische Rheumatismus. Maudrich, Wien 1956.
Gutzeit, K.: Über die Gastroenteritis. Lehmann, München 1953.
Hammer, E.: Kosmetik, Schönheit und Verdauung. Kosmetikerinnen-Fachzeitung. 311,VII (1978).
Heun, E.: Das Fasten als Erlebnis und Geschehnis. V. Klostermann, Frankfurt a.M. 1953.
Holtzmann, H.G.: Die Unterschiede der Fastenkuren nach Buchinger und Mayr. EHK 5 (1978).
Kern, B.: Verhütung von Schlaganfällen durch Entsäuerung. HP-Heilkunde 2. 1983.
Kimmerle, P. E.: Mayr-Kur und Risikofaktoren. EHK 9 (1981).
Köhnlechner, M.: Handbuch der Naturheilkunde. Kindler, München 1975.
Kojer, E.: Ambulante Sanierung des Magen-Darm-Kanals nach F.X. Mayr. EHK 4 (1969).
– Diagnostik der Gesundheit nach F.X. Mayr. EHK 5 (1960).
– Grundsätzliches zur Therapie nach F.X. Mayr. EHK 11 (1982).

– Grundzüge der Mayrschen Behandlungsmethode. Neues Leben 5 (1955).

Kojer, E. und Mitarb.: Festschritt zum 100. Geburtstag von Dr. F.X. Mayr. Karl F. Haug, Heidelberg 1975.

Kojer, M.: Altersdiabetes und Mayr-Kur. EHK 6 (1983).

– Geriatrie im Sinne F.X. Mayrs. EHK 5 (1988).

– Schlafapnoe aus der Sicht des Mayr-Arztes. EHK 1 (1995).

– Wasserhaushalt und Elektrolyte. EHK 7 (1982).

Lützner, H.: Ernährungstherapie des rheumatischen Formenkreises. EHK 2 (1995).

May, W.: Verordnung der Mayr-Kur aus konstitutionellen Gesichtspunkten. EHK 5 (1955).

Mayr, F.X.: Fundamente zur Diagnostik der Verdauungskrankheiten. 1921, Neuauflage Turm-Verlag, Verlagsgemeinschaft F. Zluhan, Bietigheim 1974.

– Die Darmträgheit. Studien über ihr Wesen und ihre Folgen, ihre Ursachen und radikale Behandlung. Neues Leben, Bad Goisern 7. Aufl. 1986.

– Die verhängnisvollste Frage. Neues Leben, Bad Goisern 1951.

– Schönheit und Verdauung. Die Verjüngung des Menschen durch sachgemäße Wartung des Darmes. Neues Leben, Bad Goisern 7. Aufl. 1954.

Mayr, P.: Leicht bekömmliche Bioküche. Karl F. Haug, Heidelberg 1999.

Mayr P., Stossier, H.: Eiweiß-Abbau-Diät, Karl F. Haug, Heidelberg 2000.

Mordhorst, G.: Ableitung über die Haut zur Unterstützung von Regenerationskuren. EHK **6** (1967).

Pirlet, K.: Klinische und naturheilkundliche Diätetik. Heilkunst 5 (1988).

– Was versteht man unter Stoffwechselschlacken? EHK 39 (1988).

Preusser, W.: Diagn. u. therap. Nutzung cutivisc. Reflexe b. d. Mayr-Kur. EHK 10 (1983).

– Koprolyse durch Fastenkuren. Ärztl. Mitteilungsblatt 8 (1950).

Rauch, E.:

– Aspekte zur Vorsorge- und Gesundheitsdiagnostik nach F.X. Mayr. EHK 6 (1977).

– Behandlung akuter Infekte im Sinne F.X. Mayrs. EHK 10 (1972).

– Blut- und Säftereinigung. Milde Ableitungskur. Karl F. Haug, Heidelberg 21. Aufl. 1998.

– De Darmreinigung folgens Dr. F.X. Mayr. Holländische Übersetzung, De Driehoek, Amsterdam 1976.

- Der chronische Verdauungsschaden und seine Auswirkungen. EHK 3 (1958).
- Die F.X. Mayr-Kur und danach gesünder leben. Karl F. Haug, Heidelberg 4. Aufl. 2001.
- Diagnostik nach F.X. Mayr. – Einführung. Physikal. Medizin u. Rehabilitation 9 (1978).
- Einfache Schnelldiagnostik von Magen-, Leber, Dünndarmschäden (Die Succussionen). EHK 10 (1969).
- Ernährungstherapie im Sinne F.X. Mayr. EHK 7 (1986).
- Falsches Zitieren F.X. Mayrs. Hippokrates 12 (1958).
- Genezing van verkoudheid en infectieziekten. Holländische Übersetzung. De Driehoek, Amsterdam 1978.
- Grundlegende Patientenmotivierung und deren therapeut. Rolle während Reinigungskuren. EHK 3 (1989).
- Grundsätzliches über die Meth. F.X. Mayrs. EHK 5 (1988).
- Health through inner body cleansing. Englische Übersetzung von M.C. Peters. Karl F. Haug, Heidelberg 5. Aufl. 2000.
- La depurazione dell' Intestino secondo il Dr. F.X. Mayr. Eigenverlag, Monza 1960.
- La depuracion intestinel. Spanische Übersetzung von C. Mirenda. Eigenverlag, La Plata/Argentinien 1997.
- Lehrbuch der Diagnostik und Therapie nach F.X. Mayr. Karl F. Haug, Heidelberg 2. Aufl. 1998.
- Mayr Kur und Gravidität. EHK 11 (1973).
- Mayr-Kur in der Großstadtpraxis. EHK 5 (1970).
- Natur-Heilbehandlung der Erkältungs- und Infektionskrankheiten. Karl F. Haug, Heidelberg 16. Aufl. 1995.
- Phytotherapeutische Anwendungen während und nach Mayr-Kuren. EHK 5 (1986).
- Spiritualität und höhere Heilung. Karl F. Haug, Heidelberg 1998.
- Tarmens Sundheit. Dänische Übersetzung von L. Myrner. Eigenverlag, Borgen/Dänemark.
- Zur Psychologie ärztlicher Kurlenkung. EHK 1 (1982).
- Sieben Heilwege für Seele und Körper. Karl F. Haug, Heidelberg, 2000.

Rauch, E., Kruletz, P.: Heilkräuterkuren. Aus dem Schatz der Naturmedizin. Karl F. Haug, Heidelberg 2. Aufl. 1994.

Rauch, E., Mayr, P.: Milde Ableitungsdiät. Kochrezepte der Milden Ableitungskur. Richtlinien für gesündere Ernährung. Karl F. Haug, Heidelberg 15. Aufl. 2001.

Reckeweg, H.-H.: Homotoxikologie. Ganzheitsschau einer Synthese der Medizin. Aurelia, Baden-Baden 6. Aufl. 1986.

Rohlffs/Rodvian/Pirlet: Intestinale Autointoxitation und Kanzerogenese. Münch. med. Wschr. 118, 41 (1976) 1327.

Rost, A.: Der Darm als Störfeld in der thermischen Diagnostik. EHK 12 (1983).

Rusch, H. P.: Naturwissenschaft von morgen. H. G. Müller, Krailling 1955.

– Bodenfruchtbarkeit. Karl F. Haug, Heidelberg 6. Aufl. 1991.

Salmanoff, A.: Geheimnisvolle Weisheit des Leibes. Karl F. Haug, Heidelberg 1961.

Schirmohammadi, R.: Der Stellenwert der Mayr-Medizin in der Schmerztherapie. Acta biologica 2/12 (1994).

Schmiedecker, K.: Gesundung und ihr Training. Neues Leben, Bad Goisern 1970.

– Über den Leberbuckel. Medizinische Klinik 19 (1958).

– Zeichen der Gesundheit. Neues Leben, Bad Goisern 5. Aufl. 1992.

Schmitz-Harbauer, R.: Raucherentwöhnungshilfe durch Kostumstellung. Münchner Med. Wochenschrift 11 (1974).

Skorczyk, W.: Experim. Untersuchungen zur körp. Leistungsfähigkeit unter Milchdiät nach F.X. Mayr. EHK 3 (1986).

Sobotik, S.: Bircher-Benner – F.X. Mayr. Neues Leben, Bad Goisern 1955.

– Schonkost – Diätkost. Neues Leben, Bad Goisern 1954.

Stossier, H.: Krebs und Ernährung. Der praktische Arzt. 49. Jahrg. 720 (1995).

Treuenfels, H. v.: Orofac. Dyskinesien als Ausdruck gestörter Wechselbeziehungen von Atmung, Verdauung und Bewegung. Fortschr. Kieferorthop. 46 (1985).

Trudel, E.: Behandlung chronischer Entzündungszustände im Unterbauch (chron. Prostatitis und Adnexitis). EHK 7 (1984).

– Behandlung scheinbarer Psychopathien mit der Mayr-Kur. EHK 9 (1981).

– Die ambulante Mayr-Kur. EHK 12 (1977).

Weiss, H.: Kranker Darm – kranker Körper. Karl F. Haug, Heidelberg 3. Aufl. 1994.

Werner, B.: Vital und schön durch die F.X. Mayr-Kur. Und ergänzende Naturheilverfahren. Karl F. Haug, Heidelberg 2. Aufl. 1998.

Winkler, M.: Mayr-Kur und Laborwerte. EHK 2 (1986).
- Regenerations- und Funktionsverbesserung von Zellen durch ärztlich kontr. Fasten. EHK 3 (1990).

Wolfrum, W.: Aktive Gesundheitspflege nach F.X. Mayr. Turm, Bietigheim 1980.
- Atemtherapie im Sinne F.X. Mayrs. EHK 5 (1986).
- Behandlung von Alterskrankheiten nach Mayr. EHK 9 (1981).
- Die Mayr-Kur. Österr. Ärztezeitung 36,6 (1981).
- Erfahrungen aus 25jähriger stat. Mayr-Kur-Praxis. EHK 5 (1988).
- Gesunde Ernährung aus der Sicht F.X. Mayrs. EHK 12 (1983).
- Mayr-Kur und Obstipation. EHK 5 (1979).

Zabel, W.: Das Fasten. Hippokrates, Stuttgart 1962.

Zimmermann, W.: Schon morgen gesünder! Heilende Kost. Drei Eichen-Verlag, München 1969.

Über den Autor

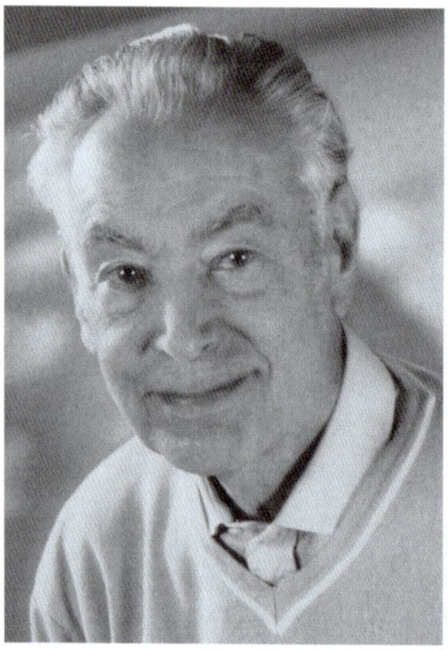

Medizinalrat Dr. Erich Rauch konnte als junger Klinikarzt so hervorragende Heilerfolge Dr. Mayrs miterleben, dass er sich entschloss, seinem Weg zu folgen. Er wurde sein persönlicher Schüler. Seit dieser Zeit, seit 50 Jahren, hat sich Dr. Rauch auf die Methode Mayrs und weitere ergänzende natürliche Heilverfahren spezialisiert und diese durch zusätzliche Heilmaßnahmen ergänzt. So haben seine Milde Ableitungskur, Basentherapie und psychologischen Richtlinien die Anwendungsbreite der Mayr-Therapie noch viel größeren Personenkreisen zugängig gemacht.

Heute steht der Name Dr. Rauch mit den elf von ihm verfassten Top-Titeln zum „naturgemäßen Vorbeugen und Heilen“ wie kein anderer für das erfolgreiche Leben nach dem F.X. Mayr-Gedanken. In diesem Sinne leitete er bis vor kurzem ein großes Gesundheitszentrum in Österreich und setzte sich als langjähriger Präsident und heute als Ehrenvorsitzender der „Internationalen Gesellschaft der Mayr-Ärzte e.V.“ weiterhin für Ausbildungslehrgänge für Ärzte und die weitere Verbreitung der Mayr-Idee ein.

Das sichtbare Ergebnis seiner Arbeit lässt sich an der ständig wachsenden Zahl von Ärzten erkennen, die bereits aus aller Welt zu ihm kommen, um diese Methode zu erlernen, sowie an den mehreren Hunderttausenden seiner Bücher, die im Umlauf sind und von denen schon zahlreiche Übersetzungen in Fremdsprachen vorliegen.

Anschrift des Autors:

Medizinalrat
Dr. Erich Rauch
c/o Gesundheitszentrum Golfhotel am Wörthersee
A-9082 Maria Wörth-Dellach, Kärnten

Vorbeugen und Heilen mit den Top-Titeln von Dr. med. Erich Rauch

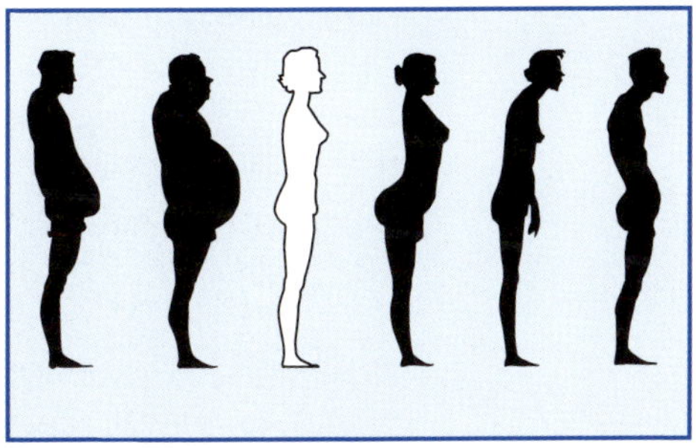

Gesundheit, Wohlbefinden und Glück aus eigener Kraft. Entdecken Sie das ganzheitliche Wellness-Konzept aus 50-jähriger Praxis des berühmten Mayr-Arztes.

- Die Darmreinigung nach F.X. Mayr. 42, Auflage, Karl F. Haug Verlag
  Das Original-Standardwerk von Dr. Rauch zur Welterfolgskur. Es informiert Sie über alle Details der Kur zu ihrer exakten und spielerisch leichten Durchführung.

- Die F.X. Mayr-Kur und danach gesünder leben.
  4. Auflage, Karl F. Haug Verlag
  Das Mayr-Buch für Fortgeschrittene mit den hilfreichen Ergänzungen und Erweiterungen von Dr. Rauch. So entschlacken Sie gründlich und finden den Weg zu einer gesunden Ernährungsweise nach der Kur.

- Blut- und Säftereinigung – Milde Ableitungskur. 21. Auflage, Karl F. Haug Verlag
  Die mildeste Variante im Sinne F.X. Mayrs. Zusätzliche Heilanwendungen verbessern Entgiftungs- und Regenerationswirkung: Kuhnebäder, Auslaugebäder und Therapie akuter Fälle. Lesen Sie auch, wie man den Blut-Säftezustand erkennen kann.

- Milde Ableitungsdiät. Verfasst mit Küchenchef Peter Mayr.
  15. Auflage, Karl F. Haug Verlag
  Das Originalwerk über die Heilkost der milden Ableitungskur. Kochrezepte in drei Abstufungen, Richtlinien für eine gesunde Dauerkost.

- Lehrbuch der Diagnostik und Therapie nach F.X. Mayr. 2. Auflage, Karl F. Haug Verlag
  Das erste umfassende Grundlagenwerk für Ärzte und Therapeuten.

- Autosuggestion und Heilung. 6. Auflage, Karl F. Haug Verlag
  Die leicht erlernbare Technik zur positiven Lebensgestaltung und zur Mobilisierung brachliegender Selbst-Heilkräfte.

- Anleitung zur Autosuggestion. 6. Auflage, Karl F. Haug Verlag
  Fibel für zehn Selbsthilfe-Übungen. Allgemeine Heilsuggestion. Autosuggestion Plus.

- Heilkräuter-Kuren. Verfasst mit Heilpflanzenexperten Dr. P. Kruletz. 2. Auflage, Karl F. Haug Verlag
  Systematische Anwendung von Einzelpflanzen und Kombinationen bei verschiedenen Erkrankungsformen von A wie Augenleiden, B wie Bronchialleiden, über Darm-, Leber-, Gallen-, Magenleiden bis Z wie Zahnfleischkuren.

- Naturheilbehandlung der Erkältungs- und Infektionskrankheiten. 16. Auflage, Karl F. Haug Verlag
  Schnell wirkendes, selbst durchzuführendes Heilen ohne Nebenwirkungen mit richtig angewendeten Maßnahmen von Kuhnebädern bis Darmreinigung. Viele Dankschreiben.

- Spiritualität und Höhere Heilung. Karl F. Haug Verlag
  Ausgehend von Parallelen in allen Kulturreligionen und heiligen Büchern von der Bibel, den Veden, Upanishaden bis zum I GING werden seit Jahrtausenden bewährte spirituelle Möglichkeiten zur Förderung echter Heilvorgänge dargestellt, insbesondere mehrere Meditationsformen, Mantra-Praxis und die Kunst des echten Betens.

- Sieben Heilwege für Seele und Körper. Karl F. Haug Verlag
  Ein Selbsthilfebuch, in dem Rauch das praktische Erfahrungskonzept seines bisherigen Arztlebens in sieben sich ergänzenden Heilwegen darstellt. Anhand eindrucksvoller Fälle werden • Bewegung, • Mayr-Fastenkuren, • Bewusste Autosuggestion, • Imagination, • Gezielte Glücksgestaltung, • Leidentwertung und • Spirituelle Überhöhung in neuer Aspektuierung besprochen. Eine Fundgrube für jeden suchenden Menschen.

Die richtige Information ist meist schon der halbe Heilerfolg. Nutzen auch Sie – selbst bei vielen und ausgefallenen Beschwerdebildern – die tausendfach bewährten natürlichen Ratschläge von Dr. Erich Rauch: Für die echte und nebenwirkungsfreie Verbesserung Ihrer Gesundheit.